Was uns gesund macht

Stephan Peeck

Was uns gesund macht

Die heilende Kraft
von Liebe und Glauben

Ellert & Richter Verlag

Zugänge zur geistig-spirituellen Dimension

Für meine Frau Ghislana und
meine Kinder Annabelle und Simon

Vorwort

Immer wieder habe ich während meiner logotherapeutischen Tätigkeit in Einzelgesprächen und Seminaren erlebt, wie heilsam sich die Kräfte der geistigen Dimension des Menschen auf die körperliche und psychische Gesundheit auswirken. Von diesen Erfahrungen will ich in dem vorliegenden Buch erzählen. Geistige Kräfte, das sind zum Beispiel Liebe, Hoffnung, Vertrauen, innere Freiheit, die Bereitschaft zum Vergeben und Verzeihen, auch wirkliches Bereuen von Schuld sowie die Stimme des echten, personalen Gewissens, der Glaube an einen sinnhaften, uns liebenden Lebensgrund, in dem wir geborgen und aufgehoben sind.

Der Hunger vieler Zeitgenossen nach der Erfahrung dieser Phänomene, die man auch als spirituelle Kräfte im Menschen bezeichnen kann, ist gerade in unserer Welt der Technik, des Materiellen, der Leistung und des Erfolgszwangs riesengroß. Gleichzeitig ist die Tür zur geistigen Dimension vielen verschlossen. Ich möchte zeigen, wie sich dieses Tor wieder öffnen und der Zugang zum geistig-spirituellen Raum neu erschließen lässt – und zwar ohne Indoktrination, Überfremdung oder „Seelenklau".

Die gesundheitsfördernde und heilende Wirkung der Spiritualität wird seit geraumer Zeit auch von der wissenschaftlichen Psychologie entdeckt. Breit angelegte Studien besonders aus dem anglo-amerikanischen Raum haben die positiven Auswirkungen der Spiritualität auf die körperliche und psychische Gesundheit eindeutig belegt. Man beginnt in der traditionell eher religionskritischen psychologischen Wissenschaft zu begreifen, dass Psychotherapie und Persönlichkeitsentwicklung auf der einen und eine recht verstandene Spiritualität auf der anderen Seite sich gegenseitig keineswegs ausschließen, sondern fruchtbar ergänzen. Gesundheit erfordert ein ganzheitliches Denken, das die geistig-spirituellen Kräfte des Menschen nicht von der körperlichen und psychischen Sphäre isoliert und für unwesentlich erklärt. Sie bedarf vielmehr eines Denkens, Arbeitens und Lebens, in das alle drei Dimensionen integriert sind.

Im ersten Teil des Buches möchte ich mich grundsätzlich mit der heilenden Kraft der Spiritualität auseinandersetzen. Dazu werde ich zunächst federführende psychotherapeutische Richtungen unserer Zeit auf das ihnen zugrunde liegende Menschenbild hin untersuchen und danach fragen, welche Bedeutung in ihnen dem Geistig-Spirituellen zukommt. Sodann skizziere ich, welche Gefahren eine Gesellschaft erwarten, in deren Menschenbild den geistig-spirituellen Potenzialen kaum noch eine oder auch gar keine Bedeutung mehr beigemessen wird. Es droht eine neue Zeitkrankheit, die ich „geistige Verwahrlosung" nennen möchte. Anschließend zeige ich anhand neuester Forschungsergebnisse die hervorragende Bedeutung der Spiritualität für die körperliche und psychische Gesundheit und entfalte schließlich einige Überlegungen zum Verhältnis von Psychotherapie und Spiritualität.

Im zweiten Teil des Buches stelle ich in langjähriger Praxis erprobte Zugangswege zur geistig-spirituellen Dimension dar. Anschaulich und konkret sollen Hilfen geschildert werden, mit denen wir wieder mehr als bisher lernen können zu lieben, zu hoffen, zu vertrauen, eigene Schuld einzugestehen und sie zu bereuen, anderen Menschen, die uns verletzt haben, zu vergeben und ihnen zu verzeihen. Genauso entfalte ich, wie wir Zugang zu unserem echten Gewissen finden können, das einer unserer wertvollsten inneren Helfer und ein zuverlässiger Wegweiser auf den oftmals verschlungenen Pfaden durch den Dschungel unseres Lebens ist. Schließlich zeige ich, dass in der Tiefe eines jeden von uns das Vertrauen in einen uns tragenden und liebenden Lebensgrund vorhanden ist und wie es gelingen kann, dieses Vertrauen nicht nur zu postulieren oder zu denken, sondern es immer tiefer auch als existenzielle Wahrheit fühlen zu können.

Der Mensch und seine geistig-spirituelle Dimension

Das Menschenbild in der Psychiatrie und Psychotherapie

Das Menschenbild: Chance und Problem

Hinter allen Heilungsbemühungen, -ansätzen und -systemen steht immer schon ein ganz bestimmtes Menschenbild. Damit sind unsere Vorstellungen von dem, wer der Mensch seinem Wesen nach ist, gemeint. Natürlich, keiner ist mit einem anderen vergleichbar, jeder von uns ist einzigartig. Und insofern kann es kein einheitliches Menschenbild, sondern immer nur das jeweils einmalige und unverwechselbare Individuum geben.

Trotzdem gehören wir alle derselben Gattung an und haben deshalb auch über unsere Individualität hinaus ganz grundlegende, gemeinsame Wesensmerkmale. Wer nach dem Menschenbild fragt, sucht u. a. nach dem Besonderen am Menschen, seiner Mitte und seinem Kern, nach dem, was ihn zum Menschen macht.

Die meisten Zeitgenossen machen sich über solche scheinbar theoretischen Fragen keine ernsthaften Gedanken. Erst recht nicht, wenn sie krank sind. Im Gegenteil: Wer krank ist, nimmt seine Chipkarte oder den Krankenschein in die Hand, geht zum Arzt und hofft, dass er dort Hilfe findet. Was kümmert ihn das Menschenbild seines Arztes und sein eigenes? Er hat wichtigere Probleme, nämlich Schmerzen oder auch psychische Beschwerden – und die will er loswerden.

Ganz ähnlich empörte sich einmal ein Arzt in einem therapeutischen Ausbildungsseminar, in dem es neben der Praxis auch um anthropologische Grundfragen ging: Man solle doch nun endlich zum Konkreten kommen. Er könne nicht verstehen, was diese abgehobenen Gespräche über das Wesen des Menschen ihm und seinem Patienten nützen sollten.

Sie helfen viel, sogar sehr viel. Denn das Menschenbild ist nichts weniger als das Vorzeichen vor der Klammer sämtlicher

Heilungsbemühungen. Es bestimmt elementar über deren Möglichkeiten und Grenzen, ist grundlegend für jedwede Theoriebildung und damit natürlich auch für die daraus folgende Praxis. Es beeinflusst sie bis ins Komma hinein. Das jeweilige Menschenbild ist gleichsam die Brille, durch die ein Arzt, Therapeut oder Heiler – gleich welcher Couleur – sein Gegenüber anschaut. Und diese schärft auf der einen Seite seinen Blick für Bestimmtes. Darin liegt dann die Stärke des jeweiligen Heilungsansatzes. Auf der anderen Seite filtert sie anderes eben einfach heraus. Darin liegt seine Schwäche oder Grenze.

Ich will das nun Gesagte für drei in unserem Gesundheitswesen gängige Heilungsansätze konkretisieren. Dabei habe ich Beispiele ausgewählt, die für den Großteil der Bevölkerung Relevanz haben, da sie von den Krankenkassen bezahlt werden.

Der Mensch als Opfer seiner inneren und äußeren Umstände

Die Psychiatrie: Der Mensch als biochemischer Verbrennungsprozess
Ein Mann in der Mitte seines sechsten Lebensjahrzehnts litt schon lange Zeit unter mehr oder minder starken depressiven Gestimmtheiten. Er hatte damit zu leben gelernt, sich abgefunden. Eines Tages aber erlebte er wie aus heiterem Himmel eine heftige Angstattacke. Das seien Gefühle gewesen, so berichtete er, die er vorher noch nie erlebt habe, einfach furchtbar. Während dieser Attacke fürchtete er, sterben zu müssen. Nach einiger Zeit ließ der Angstanfall nach. Das Restvertrauen in sein sowieso labiles Lebensgleichgewicht war ihm nun gänzlich abhanden gekommen. Von Stund an belauerte er sich und seinen Körper ständig auf mögliche Anzeichen für eine neue Panikattacke. Wie es kommen musste, stellte sich unterstützt durch diese ungesunde Selbstbeobachtung nach kurzer Zeit ein weiterer Anfall ein, heftiger noch als der erste. Er suchte seinen Hausarzt auf, der ihn gleich an den Psychiater weiterverwies. Diesem schilderte er das Problem und bekam ein Medikament verschrieben, das er eine Zeit lang einnehmen sollte. Vermutlich leide er an einer sich anbahnenden Depression. Ihm würden bestimmte Botenstoffe, biochemische Substanzen, fehlen, die durch das Medikament reguliert werden sollten. Dann würde sich das Ganze schon bessern. Allerdings müsse er etwas Geduld haben.

Beruhigt ging er nach Hause. Auf die Frage, wieso ihn denn dieser Arztbesuch so erleichtert hätte, antwortete er: „Na ja, ich hatte große Angst, dass mit mir selbst irgendetwas nicht stimmt. Aber so ist das ja gar nicht. Ich muss mir jetzt nur sagen: Diese Angst hat mit mir gar nichts zu tun, das ist der Stoffwechsel. Das bin nicht ich selbst, das ist die Natur, die Biochemie." Die weitere Nachfrage, ob es wirklich nur die Chemie sei, die ihm diese Probleme verursacht habe, schien ihn regelrecht zu reizen: „Ja, was denn sonst? Ich war doch beim Arzt, der hat mir das so erklärt. Und der wird es ja wissen."

Ja, das wird er wohl. Und es wäre geradezu fahrlässig, diesen biochemischen Zusammenhang zu bestreiten, er muss im Rahmen der Heilungsbemühungen ohne Zweifel in Augenschein genommen werden. Das ist Fakt. Die Frage ist nur, ob sich dieser Arzt auch hinreichend einer anderen Tatsache bewusst ist, der nämlich, dass er in der Arbeit mit seinem Patienten von einem ganz bestimmten Menschenbild ausgeht, das die Möglichkeiten, aber auch die Grenzen seiner Behandlung bestimmt.

Diese Frage ist für diesen einen individuellen Mediziner natürlich aus der Ferne nicht zu beantworten. Dazu müsste man ihn selbst hören. Die ganze Art und Weise der Behandlung und des Patientengesprächs lassen aber folgende Schlussfolgerung zu: Ob nun mehr oder minder bewusst, hinter dieser Therapiemethode steht ein primär biochemisch geprägtes Verständnis des Menschen. Dieser wird hier – auf den Punkt gebracht – als ein biochemischer Verbrennungsprozess verstanden. Weil darin bestimmte Funktionsstörungen aufgetreten sind, ist das Mittel der Wahl die biochemische Pille.

Was aber nun, wenn der Mensch wesentlich mehr ist als nur das Produkt solcher Prozesse? Wenn sein Wesenskern etwas ganz anderes ist? Dann würde all das, was er darüber hinaus noch ist, in dieser Art der Therapie keinerlei Berücksichtigung finden. Entsprechend könnten sein Arzt und er dann auch nicht der Frage nachgehen, in welchem möglichen Wechselspiel diese anderen Faktoren mit der biochemischen Dimension stehen. Eventuell notwendige Konsequenzen könnten nicht gezogen werden. Hier liegen also genau die Grenzen, die aus dem Menschenbild des behandelnden Arztes resultieren.

Fairerweise muss man allerdings sagen, dass es in der Psychiatrie auch andere Grundhaltungen gibt. So wurde im Sommersemester 2008 am Universitätsklinikum Hamburg-Eppendorf im Bereich der „Anthropologischen Psychiatrie" eine Vorlesungsreihe für Medizinstudenten zum Thema „Glück – Sinn – Verantwortung" angeboten. Im Ankündigungstext heißt es: „Psychische Krankheiten nur als Abweichung von statistischen Normen oder als Folge entgleister Transmitter zu verstehen, wird dem Wesen des Menschen nicht gerecht." Themen der Vorlesungen waren zum Beispiel: „Lebenssinn und psychische Erkrankung" oder „Sinn und Psychose". Allerdings darf man wohl behaupten, dass im psychiatrischen Alltagsbetrieb der niedergelassenen Praxen solche Angebote noch keine nachhaltige Wirkung erzielen konnten.

Die Psychologie: Der Mensch als fremdbestimmtes System
Nun hat es sich inzwischen herumgesprochen, dass Menschen auch über so etwas wie eine Psyche verfügen, und entsprechend beziehen viele Ärzte und natürlich die Psychologen sie in ihre Heilungsbemühungen mit ein. Gerät ein depressiver Mensch also an einen Helfer, der nicht nur biochemisch denkt, sondern den Menschen vielfältiger sieht und auch die psychische Dimension als wesentlich erachtet, werden seine Bemühungen umfassender sein.

Für das Selbstverständnis und den Heilungsprozess des vorher genannten Mannes hätte das zunächst eine entscheidende Konsequenz. Er müsste seine Einstellung korrigieren, die sich anbahnende Depression habe nichts mit seinem Leben zu tun, und er sei lediglich Opfer der Biochemie seines Körpers geworden.

Es tauchten ganz neue Fragen für ihn auf wie etwa: „Welche lebensgeschichtlichen Einflüsse könnten die Depression (mit) verursacht haben?" Möglicherweise das schon früh in seinem Leben einsetzende Gefühl, irgendwie ausgeschlossen worden zu sein. Vielleicht würde er aber auch erkennen, wie sehr die (früh-)kindliche Verwöhnung ihn lebensuntüchtig gemacht hat.

Ebenso könnte er sich fragen: „Welche meiner gegenwärtigen Verhaltensweisen begünstigen das depressive Gefühl?" Möglicherweise eine zu große Bereitschaft, ständig den wahren Anforderungen des Lebensalltags auszuweichen und stattdessen zu sehr den Weg des geringeren Widerstandes zu gehen.

Solche Fragestellungen sind unbequem, zuweilen regelrecht schmerzhaft. Sie verlangen dem Betroffenen mehr ab als nur ein- oder zweimal täglich an seine Tablettenration zu denken. Dafür sind aber auch die Heilungschancen größer, eben weil das Menschenbild, das hinter der Behandlung steht, um eine ganze Dimension, nämlich die psychische, erweitert worden ist. Das ist zweifelsfrei ein Fortschritt gegenüber der zuvor genannten Betrachtungsweise des Menschen.

Näheres Hinsehen zeigt allerdings: Die zwei dominierenden Richtungen der Psychotherapie, die Psychoanalyse und die Verhaltenstherapie, haben neben ihrem Gewinn auch einige – wiederum im jeweiligen Menschenbild begründete – gravierende Schwachstellen.

Die Psychoanalyse: Der Mensch als Apparat
Nehmen wir einmal an, dieser erwähnte Mann würde sich, um seine Depression zu bewältigen, in eine psychoanalytische Behandlung begeben. In einer klassischen Analyse würde er sich mit hoher Wahrscheinlichkeit zunächst einmal darüber wundern, dass sein Gegenüber, der Psychoanalytiker, nicht sonderlich viel mit ihm spricht, sondern im Wesentlichen ihm das Wort überlässt.

Er würde – wie es ja durchaus menschlich ist – nach Regungen bei seinem Gesprächspartner und während des Gesprächs auch den Augenkontakt zu seinem Gegenüber suchen. In einer klassischen Analyse kann er mit diesem Versuch durchaus scheitern. Warum? Weil der Analytiker hinter ihm sitzt oder bewusst seinem Blick ausweicht, um den Übertragungsprozess nicht zu stören. Als warmherzig wird er das nicht empfinden. Aber um eine wirklich menschliche Begegnung geht es in diesem Behandlungskonzept auch gar nicht.

Kritisch darf man hier allerdings anfragen, ob es nicht gerade die hinter allen Wörtern und Erkenntnissen stehende liebevolle und annehmende Beziehung ist, die letztlich hilft und heilt.

Worum geht es aber dann in der Analyse? Im Idealfall versteht sich der Analytiker als eine „gesichts- und geschlechtslose Projektionsfläche" für die Probleme seines Patienten. Er ist eine Art „weiße Leinwand", auf die sein Gesprächspartner seine frühkindlichen Beziehungsprobleme projizieren soll, um sie so erkennen und überwinden zu können.

Bei aller Wertschätzung der Psychoanalyse kommt man nicht umhin festzustellen, dass dieser Art der Begegnung etwas sehr Kühles, Unpersönliches anhaftet. Worauf wird es in der psychoanalytischen Behandlung nun inhaltlich ankommen? Das ist von Fall zu Fall selbstverständlich unterschiedlich. Etwas typisiert wird man aber sagen dürfen: Der Fokus wird sich etwa auf (früh-)kindliche Beziehungsstörungen, andere lebensgeschichtliche Traumata und/oder (Trieb-)Fixierungen richten, die es zu bearbeiten gilt.

Und sicherlich haben unsere frühen Beziehungen – genau wie die Biochemie – einen prägenden Einfluss auf unser Leben. Deshalb müssen und sollen sie im Zuge der Heilungsbemühungen auch in den Blick genommen werden.

Welches Menschenbild aber wird hinter diesem Behandlungsmodell sichtbar? Wenn es um das Innenleben des Menschen geht, ist in der einschlägigen Literatur die Rede vom „Psychischen Apparat", vom „Narzisstischen Regulationssystem", vom „Es" und den Trieben. Selbst das „Ich" wird wiederum als ein durch „Ich-Triebe" aufgebautes Phänomen verstanden. Es ist ein letztlich apersonales, eshaftes, fast maschinenhaftes Menschenbild.

Wörter wie menschliche Freiheit, Liebe oder gar Religiosität wird man in der psychoanalytischen Nomenklatur vergeblich suchen. Im Gegenteil: Liebe ist ihrem Verständnis nach nichts anderes als „zielgehemmte Sexualität", Religion nichts als eine „kollektive Zwangsneurose", die Frage nach Sinn Ausdruck von Krankheit.

Und noch eines wird sichtbar. War es im zuvor geschilderten Beispiel die Biochemie, von der der Mensch fremdbestimmt wird, so erscheint dieser in psychoanalytischer Betrachtungsweise im Wesentlichen fremdbestimmt durch seine Triebe, die frühkindlichen Prägungen und andere Umwelteinflüsse. Anders formuliert: Er wird wiederum als ein determiniertes, unfreies Wesen gesehen, nur dass die ihn bestimmenden Faktoren nun andere sind.

Natürlich ist die Entwicklung der Psychoanalyse nach Sigmund Freud weitergegangen. Nicht jeder Psychoanalytiker sitzt hinter der Couch, nicht jeder Patient muss während der Analyse darauf liegen. Und auch die analytische Abstinenzregel wird längst nicht immer so strikt eingehalten, wie ich es vorher geschildert habe.

Trotzdem hat die Kritik von Viktor E. Frankl, Begründer der Logotherapie, an dem Menschenbild der Psychoanalyse bis heute an Aktualität nichts eingebüßt. Auf den Punkt gebracht lautet sie: Dieses Menschenbild ist deterministisch, reduktionistisch und nihilistisch. Determinismus bedeutet so viel wie durch und durch fremdbestimmt. Reduktionismus meint die Reduzierung des Menschen auf das rein Körperliche, Triebhafte, Eshafte und Psychische, also die Unterschlagung der geistigen Dimension. Dadurch wird der Mensch entmenschlicht. Und der Nihilismus leugnet zwar nicht das Sein an sich, wohl aber den Sinn des Seins.

Die Verhaltenstherapie: Der Mensch als Reizreaktionsbündel
Die Verhaltenstherapie versteht das Innenleben des Menschen als sogenannte „black box", in die man sowieso nicht hineinschauen kann. Es entzieht sich dem sichtbaren und messbaren Bereich und wurde deshalb erst gar nicht zum Gegenstand der Überlegungen gemacht, sondern ausgeklammert. Die Aufmerksamkeit richtet sich wesentlich auf das äußere Verhalten eines Menschen, an dem es im Zweifelsfalle zu arbeiten gilt. Statt also lange nach innerpsychischen Gründen für Ängste, Zwänge, Depression zu suchen, konzentriert man sich auf ein Verhaltenstraining. Dem angstvollen Menschen wird beispielsweise beigebracht, die Angst auslösenden Situationen aufzusuchen statt sie zu vermeiden, damit sich seine Angst vermindert und bestenfalls ganz verschwindet. Und das ist ein Baustein, der aus der Behandlung von Phobien nicht mehr wegzudenken ist.

Dann gab es das, was man als die „Revolution" in der Verhaltenstherapie bezeichnet. Man erkannte, dass auch bestimmte innere Haltungen und Gedanken das Verhalten eines Menschen beeinflussen, die sogenannten „irrational beliefs", die inneren Glaubenssätze. Sie lauten zum Beispiel „Keiner mag mich", „Es führt nur ein Weg nach Rom", „Was auch immer ich anpacke, es wird schiefgehen". Ein wenig kann man also doch in die „black box" hineinschauen.

Im Wesentlichen aber wird der Mensch in der Verhaltenstherapie als ein Verhaltensapparat, ein Reizreaktionsschema verstanden, das man notfalls umkonditionieren muss.

Das Manko

Betrachtet man die drei bislang skizzierten Menschenbilder, lässt sich ein gemeinsamer Nenner feststellen. Sowohl das biochemisch geprägte Grundverständnis menschlichen Seins als auch die beiden eben aufgezeigten Konzepte sind in ihrem Kern deterministisch und reduktionistisch. Sie verstehen das Wesen des Menschen als ein von biochemischen, triebhaften und anderen Außen- und Innenreizen abhängiges und bestimmtes Sein. Menschliches Leben ist demnach das Resultat aus diesen Kräfteparallelogrammen. Mit anderen Worten: Wir sind unfreie Marionetten, an deren Fäden der Trieb, die Biochemie, Komponenten des narzisstischen Regulationssystems oder andere Reize ziehen.

Und noch etwas ist typisch: Der Mensch wird weniger in Bezug auf seine Ressourcen und Potenziale und deren Förderung, sondern primär hinsichtlich seiner Defizite in den Blick genommen. Diese werden analysiert und behandelt. Ein solches Menschenbild ist durchaus repräsentativ für das allgemeine Bewusstsein unserer Zeit.

Natürlich stehen wir in vielfältigen Abhängigkeiten. All die eben genannten Faktoren haben einen erheblichen Einfluss auf unser Wohlbefinden und sie können uns regelrecht krank machen. In der Aufdeckung dieser Zusammenhänge und deren Bearbeitung liegt zweifelsfrei die Stärke dieser Ansätze.

Trotzdem fehlt ihnen etwas Entscheidendes. Man stelle sich nur einmal vor, ein Hilfesuchender würde in den von diesen Menschenbildern geprägten Therapien über Sinn und Werte, spirituelle oder religiöse Erfahrungen, gar über Gott reden wollen. Der Psychiater würde zumindest mit dem Gedanken spielen, die Medikamentendosis zu erhöhen, der Psychoanalytiker vor Ratlosigkeit zunächst noch ein Stück abstinenter werden, um dann eine tief sitzende frühkindliche Problematik festzustellen, und der Verhaltenstherapeut würde wahrscheinlich schlicht desinteressiert sein.

Aber sind diese Fragen wirklich so abwegig? Gehören sie nicht, zumindest wenn der Patient sie stellt, in die Therapie hinein? Darf man sie systematisch ausgrenzen? Oder könnten sie nicht sogar eine hohe Relevanz für Heilung und Genesung haben?

Der inzwischen verstorbene Journalist Tiziano Terzani beklagt dieses Defizit in seinem Buch „Noch eine Runde auf dem Karussell" auf seine Weise. Er schreibt hier über das Erleben und Erleiden seiner Krebserkrankung. Bei aller Wertschätzung der Schulmedizin leidet er zutiefst daran, dass seine Ärzte in ihm nur eine Anhäufung von Zellen sehen, von denen einige verrückt spielen. Er vermisst es, als ganzer Mensch wahrgenommen zu werden, der doch um vieles mehr ist als das, was man mit Geräten messen und erfassen kann. Patienten einer psychosomatischen Klinik brachten dies ebenfalls deutlich zum Ausdruck. Ihnen wurde jenseits aller Verhaltens- und Ergotherapie und analytischen Gespräche eine Gruppe angeboten, in der es um spezifisch menschliche Fragen ging wie etwa: „Welche Werte können für mein Leben Sinn begründen? Was überhaupt ist Sinn für mich? Was ist das Gewissen? Gibt es eigentlich trotz allen Leids auch so etwas wie Freiheit und Verantwortung in mir? Was ist Schuld, was ist Schuldgefühl? Wie unterscheide ich beides? Wie gehe ich damit um?" Diese Gesprächsgruppe wurde mit großer Resonanz aufgenommen, weil man hier „endlich einmal über all das andere und rein Menschliche" sprechen konnte.

Oder noch einmal anders: Provokant betitelte ein Arzt für psychotherapeutische Medizin, dem die rein deterministische Sicht des Menschen in der Medizin und Psychotherapie erheblich auf die Nerven ging, seinen Vortrag über die Gehirnforschung: „Wer eigentlich entscheidet: Mein Gehirn oder ich?" (Dr. Gottfried Matthias Spaleck, Vortrag an der Mainzer Akademie für Logotherapie und Existenzanalyse, November 2007.) Mit dieser Formulierung wollte er darauf hinaus, dass der Mensch trotz aller Bedingtheiten und Steuerungsmechanismen, denen er unterliegt, immer noch mehr ist als nur die Summe der ihn bedingenden Faktoren. Das Wesentliche menschlichen Seins ist damit noch lange nicht erfasst.

Wie kommt es zu diesem Manko?
Diese reduzierte Sichtweise des Menschen hat ihren Hauptgrund darin, dass wir in einer Welt leben, die sich fast ausschließlich naturwissenschaftlich versteht und legitimiert. Und in dieser ist eben nur das wahr, was sich messen lässt. Beweisbarkeit durch Messbarkeit ist das Wahrheitskriterium schlechthin.

Nun ist gegen diesen Ansatz an sich nichts einzuwenden. Er hat seine unabweisbare Berechtigung und kein ernsthaft nachdenkender Mensch wird darauf verzichten wollen. Problematisch sind allerdings die Einseitigkeit, mit der er proklamiert wird, und der Exklusivitätsanspruch, den er erhebt, wenn es um die Wahrheitsfindung geht.

Nicht alles, was nicht messbar oder empirisch nachweisbar ist, ist damit auch schon unwahr und unwirksam. Der naturwissenschaftliche Weg der Wahrheitsfindung ist einer unter anderen. Neben ihm gibt es weitere Wege der Erkenntnis, beispielsweise den geistes- oder auch erfahrungswissenschaftlichen. Es mutet zuweilen grotesk an, wenn bestimmte Lebenserfahrungen nur deshalb diskreditiert werden, weil sie naturwissenschaftlich nicht beweisbar sind.

Lässt sich zum Beispiel naturwissenschaftlich die Kraft der Gedanken beweisen? Nein. Viele von uns machen aber dennoch die Erfahrung, dass es sie gibt. Ist sie nur deshalb, weil sie nicht beweisbar ist, unrelevant?

Immer wieder erleben Menschen das Gebet als hilfreich und lebensverändernd. Wer will aber den in ihm liegenden Wirkfaktor nachweisen? Das werden wohl nur ganz hartgesottene Empiriker ernsthaft versuchen wollen – und zwingend scheitern, weil es eben nicht geht. Ist damit aber schon ausgemachte Wahrheit, dass dem Beten keine heilenden Kräfte innewohnen?

Und ein Weiteres sollte man bedenken: Die Aufgabe der Naturwissenschaften ist es, mit den ihr zur Verfügung stehenden Mitteln die Gesetzmäßigkeiten des Lebens im Mikro- und Makrokosmos zu erforschen. Sie möchten verstehen, wie die Zelle, das Gehirn, der menschliche Körper funktionieren, wie der Kosmos entstanden ist und sich entwickelt hat und noch vieles mehr. Ganz leicht geschieht hier nun aber zumindest im allgemeinen Bewusstsein ein Übersprung. Aus ihren Forschungsergebnissen werden weltanschauliche und quasireligiöse Schlüsse gezogen.

Konkret: Aus der wissenschaftlichen Rekonstruktion und Beschreibung der Evolutionsabläufe des Lebens auf der Erde wird unter der Hand der Glaubenssatz „Leben ist Ergebnis einer biochemischen Entwicklung und sonst gar nichts". Diese Schlussfolgerung gibt die wissenschaftliche Analyse aber gar nicht her. Sie hat lediglich Zusammenhänge erforscht. Der Übersprung liegt genau dort, wo aus Deskription Deutung wird. Letztere ist erklärtermaßen Philosophie oder Theologie und damit Glaubenssache!

Ein anderes Beispiel: Aus der Beobachtung der Gehirnforschung, dass in bestimmten Lebensprozessen, etwa in der Liebe, spezielle Gehirnregionen aktiv werden, wird unter der Hand der Glaubenssatz „Diese Prozesse sind Ergebnisse der Biochemie im Gehirn – sonst nichts". Liebe ist entsprechend nichts anderes als Biochemie. Wieder wird aus der Beobachtung Deutung.

Wer will aber so genau wissen, ob die hirnorganischen Vorgänge nicht lediglich notwendige Träger- oder Mittlerfunktionen sind, damit sich die Liebe, die ganz woanders ihren Ursprung hat, äußern kann? Wer kann mit Sicherheit sagen, dass Bewusstheit im Gehirn gebildet wird? Kann es nicht genauso gut sein, dass sie vom Gehirn empfangen wird und dazu bestimmte biochemische Vorgänge von Nöten sind?

Zumindest warf ein hochkarätiger Arzt aus den USA nach einer höchst komplizierten Tumorentfernung aus dem Gehirn einer Frau diese Frage einmal auf. Die während des Eingriffs natürlich völlig bewusstlose und aus operativen Gründen auf Untertemperatur heruntergekühlte Patientin hatte dem Ärzteteam nach ihrem Erwachen nämlich Dinge erzählt, die während der Operation geschehen waren, und von Dialogen zwischen den Ärzten berichtet, die sie beim besten Willen nicht hatte hören können. Dieser Arzt zumindest forderte, dass es neben der Gehirnforschung auch eine Bewusstseinsforschung geben müsste, die unter anderem auch der Frage nach der Herkunft von Bewusstsein nachgehen sollte.

Aber auch solche Forschungsergebnisse wären zunächst nur Beschreibungen. In dem Moment, in dem sie anthropologisch gedeutet werden, man also sagen würde, Bewusstsein ist kosmischen oder göttlichen Ursprungs, wird aus der Beschreibung wieder Deutung und damit Philosophie. Jede deutende Antwort ist reines Glaubensbekenntnis und keineswegs objektive wissenschaftliche Erkenntnis!

Der Mensch als geistiges Wesen

Nun gibt es neben den bislang skizzierten therapeutischen Richtungen natürlich auch eine ganze Reihe von Ansätzen, die der oben gezeigten Engführung entgehen. Exemplarisch möchte ich hier auf den Wiener Neurologen und Psychiater Viktor E. Frankl (1905–1997) verweisen. Als Schulmediziner und Naturwissenschaftler leugnete er selbstverständlich die einzelnen Aspekte der genannten Menschenbilder nicht. Scharf aber geißelte er deren Einseitigkeit. Das Wesentliche des Menschen werde in ihnen nicht erfasst, vielmehr verkomme er in ihnen zum Homunkulus. Seine Kritik hat bis heute an Aktualität nicht einen Deut verloren.

Was aber ist der Wesenskern des Menschen Frankls Meinung nach? Wesenszentrum des Menschen ist der Geist. Die Bedeutsamkeit dieser in den zuvor genannten Menschenbildern fehlenden anthropologischen Größe kann man gar nicht genug hervorheben. Das gilt auch und gerade für die Praxis der Psychotherapie. Unterschlägt man sie, beraubt man den Menschen seiner Mitte und ignoriert die im Geistigen liegenden Heilungspotenziale. Einer der größten Verdienste Frankls besteht meines Erachtens darin, das Geistige (nicht erfunden, aber) für den Kontext der Psychotherapie wiederentdeckt zu haben. Weil ihm eine so hervorragende Bedeutung zukommt, sollen einige zentralen Merkmale der geistigen Dimension im Folgenden geschildert werden.

Zentrale Merkmale der geistigen Dimension

Geist bezeichnet keineswegs vorrangig den Intellekt. Er ist vielmehr die Kraft im Menschen, mit der er sich von sich selbst distanzieren und sich selbst transzendieren kann. Gemeint ist also die Fähigkeit, immer auch einen gewissen Abstand von seinen körperlichen und psychischen Pässlich- und Unpässlichkeiten, Leiden, Begehrlichkeiten, Sehnsüchten, Wünschen, vermeintlich unverzichtbaren Wichtigkeiten oder anderen Gefühlen gewinnen und sich auf anderes als nur auf das eigene Leben ausrichten zu können. Abstand von sich selbst bedeutet keine Selbstvernachlässigung, sondern die gesunde Distanz zu den eigenen Befindlichkeiten. Sich auf andere und anderes auszurichten ist keine Selbstvergessenheit, ebenso wenig ein Überfremden des anderen durch erdrückende Nähe. Es beschreibt vielmehr die Fähigkeit, anderem Leben liebevoll begegnen, ihm nahe sein, sich auf es beziehen zu können, und im Sinn zu haben, dass es der anderen Person auch gut geht. Wer so lebt, verliert sich nicht, sondern gewinnt sich! Wer sein Leben auf diese Weise führt, ist zwar ego-, aber nicht selbstvergessen. Er ist – paradoxer Weise – zutiefst bei sich selbst.

Viktor E. Frankl schildert hier einen sehr einprägsamen Vergleich. Es ist das kranke Auge, das sich beim Sehen selber sieht, nicht das gesunde. Letzteres sieht sich selbst nicht, es schaut ungetrübt auf das, worauf es gerichtet ist.

Verbundensein

Die Fähigkeit des Geistes, „bei" anderem Leben sein zu können, bietet weiterhin die Möglichkeit, andere Menschen in ihrem Wesen intuitiv erkennen und verstehen zu können. Weil wir geistbegabte Wesen sind, sind wir mit dem Leben um uns herum viel tiefer verbunden, als es uns bewusst ist. Viktor E. Frankl verdeutlicht dies unter anderem an dem uralten Wissen um die Heilkräuter. Er sagt, die Menschen seien zu diesem Wissen nicht durch langwierige Versuchs- und Irrtumsanalysen hingelangt, sondern kämen von ihm immer schon her, eben weil sie durch den Geist mit allem Leben tief verbunden sind. Anders formuliert: Geist kennt und erkennt Leben, weiß um seine inneren Zusammenhänge und bringt sie dem Bewusstsein in Form von Einfällen, Ideen, Intuitionen zur Kenntnis.

Ein anderes Beispiel dafür ist diese immer wieder berichtete Erfahrung: Urplötzlich, scheinbar wie aus heiterem Himmel wissen Menschen, dass einer ihnen lieben Person, die fernab von ihnen weilt und von der sie schon längere Zeit nichts mehr gehört haben, etwas zugestoßen ist. Sie nehmen Kontakt zu ihr auf und ihre Ahnung bestätigt sich. Oder, wesentlich alltagsnäher: Man begegnet einem anderen Menschen und schaut ihm intuitiv in die Seele. Man ahnt, was er jetzt braucht, spürt sein Potenzial oder auch die große Lüge, die in ihm steckt. Dass Geist nicht nur raum-, sondern auch zeittranszendierend ist, erfahren Menschen ebenfalls immer wieder. So können ihnen Träume Tendenzen kommenden Geschehens ankündigen. Solche Sätze passen nicht in unser naturwissenschaftlich geprägtes Weltbild. Aber – so wissenschaftlich dieses auch sein mag – es ist eben auch nur ein Bild, eine Vorstellung von Mensch und Welt und noch lange nicht deren gesamte Wirklichkeit und Wahrheit. Es hat, wie alle anderen Weltbilder, seine Schärfen, Unschärfen und blinden Flecken.

Sinn- und Wertsuche
Geist ist immer intentional, das heißt, er ist ausgerichtet auf Sinn und Werte. Dabei begründen Werte Sinn. Immer dann also, wenn ich zu meinen Werten finde, erlebe ich Sinn. Ein Wert ist das für mich, was mich von innen her ausfüllt, was mein Herz erwärmt, wofür ich mich begeistern kann, wofür ich mich verantwortlich fühle, worin mich niemand vertreten kann, was mich unmittelbar angeht.

Auf der Suche nach Sinn trifft man erfahrungsgemäß auf viele Schwierigkeiten. Pseudosinn muss von echtem Sinn unterschieden werden. Von anderen lediglich übernommene Wertvorstellungen sind lange noch nicht die meinen. Zu ihnen muss ich mich in einem zuweilen mühsamen Prozess auf Wegen und Umwegen durch- und hinsuchen.

Sinn gilt es zum einen in der uns umgebenden alltäglichen Lebenswelt zu suchen – etwa im Beruf, im Hobby, in der Natur, in der Beziehung zu Freunden oder auch in der Partnerschaft.

Allerdings ergibt sich Sinnerleben nicht allein aus der Tatsache, dass ich einem Hobby, der Natur oder einem anderen Menschen teilnahmslos gegenüberstehe. Das Sinngefühl resultiert vielmehr aus der Kombination des Sich-Ausrichtens und Treffens auf ein Gegenüber und der emotionalen Qualität, mit der ich ihm begegne. Stehe ich einem anderen Menschen kalt und emotionslos gegenüber, werde ich in dieser Beziehung sicherlich kein Sinngefühl erleben. Begegne ich ihm aber liebevoll und warmherzig, kann sich Sinnerfahrung einstellen.

Zur Sinnsuche gehört demnach neben der Hinwendung zu Wertgestalten in der Außenwelt (zum Beispiel anderen Menschen oder auch zur Natur) ebenso die Ausrichtung auf in mir liegende, emotionale Qualitäten, also innere Werthaltungen, mit denen ich dem Äußeren begegne. Das können Gefühle wie Liebe, Hoffnung, Dankbarkeit, Güte, Geduld, Vertrauen sein – alles geistige Gefühle. Zugangswege zu so verstandener Sinnerfahrung werden im zweiten Teil des Buches entfaltet. Dabei sind die eben genannten Emotionen von den psychischen Gefühlen und Affekten wie zum Beispiel Lust und Unlust, Sympathie und Antipathie zu unterscheiden.

Ein wesentliches Unterscheidungsmerkmal beider Gefühlsqualitäten ist die Art und Weise, wie sie sich einstellen. Die psychischen Gefühle stellen sich in aller Regel als Reaktion auf bestimmte Innen- oder Außenreize reflexartig von ganz allein ein. Wir müssen nicht lange nach ihnen suchen. Sie finden uns, zuweilen suchen sie uns geradezu heim.

Die geistigen Gefühle tauchen meistens nicht von allein auf. Natürlich können auch sie ohne unser Zutun plötzlich aufblitzen, das ist aber eher die Ausnahme. Oftmals fallen sie uns nicht einfach in den Schoß, sondern wir müssen sie uns im Zuge der Persönlichkeitsentwicklung „erarbeiten".

Ein Beispiel: Ein Mensch kann uns auf Anhieb sympathisch sein. Genauso schnell kann er uns wieder unsympathisch werden, wenn wir unangenehme Seiten an ihm entdecken. Die Liebe zu ihm trotz seiner Schwächen müssen wir – häufig gegen so manchen Widerstand – aus uns herausformen. Oder: Misstrauen und Resignation stellen sich nach schlechten Erfahrungen automatisch ein, zum Vertrauen und zur Hoffnung gegen allen Augenschein müssen wir uns hindurcharbeiten. Lustgefühl überkommt uns, dauerhafte Freude zu finden, etwa am Spielen eines Musikinstruments, setzt nach dem ersten Aufflackern von Lustgefühlen einen mühsamen Weg des Übens voraus. Geistige Gefühle als Phänomene der geistigen Dimension sind zwar alle unverlierbar in uns vorhanden. Sie können aber von einer Reihe psychischer Gefühle und Affekte verdeckt, manchmal regelrecht verschüttet sein. Sie erschließen sich nicht ohne unser aktives Zutun.

Zusammengefasst: Sinnsuche als Phänomen der geistigen Dimension ist zum einen auf die Außenwelt ausgerichtet. Die (therapeutische) Erfahrung zeigt aber, dass sie ebenso mit der Suche nach den inneren geistigen Gefühlen und Werthaltungen verknüpft ist, mit denen ein Mensch seiner Umgebung begegnet. Denn sie entscheiden über die Qualität dieses Zusammentreffens. Selbstverständlich treten Menschen ihrer Umwelt dabei nicht nur aus ihren geistigen, sondern auch aus ihren psychischen Gefühlen heraus entgegen, und auch diese Begegnungen können und werden sinnerfüllend sein. Letztlich aber sind es die geistigen Gefühle, die Vorrang haben. Es gilt: Je tiefer der Zugang ist, den ein Mensch zu seinen geistigen Gefühlen hat, desto sinnerfüllter wird er leben. Und Sinnerfüllung ist eine der zentralen Voraussetzungen für psychische und auch körperliche Gesundheit.

Wertegewissen
Im Lebensalltag konkurrieren häufig unterschiedliche Gefühle in uns. Wir spüren beispielsweise, dass ein Mensch unsere Hilfe braucht. Gleichzeitig aber fühlen wir ziemliche Erschöpfung und das liebende Mitgefühl mit uns selbst mahnt, uns nicht zu übernehmen. Was nun?
Um sich in solchen Wertkonflikten nicht zu verlaufen, ist dem Menschen als weiteres Wesensmerkmal der geistigen Dimension sein Wertegewissen gegeben. Auch das ist zuweilen überfremdet durch unechte Gewissensstimmen. Dringt er aber nur weit genug in seine eigene Tiefe vor, stößt ein jeder auf sein echtes, persönliches Gewissen, das ihm sagt, was er tun soll und was nicht, wofür und wogegen er sich in den wechselnden Situationen seines Lebens immer wieder neu entscheiden soll. Von Belang ist dabei, dass das Gewissen einem Menschen nicht nur das zeigt, was er will, sondern auch das, was er soll. Ganz sicher darf die Gewissensstimme nicht mit den Regungen des Narzissmus, des Egoismus oder auch mit einer Selbstverwirklichung verwechselt werden, deren geheimer Maßstab die Ichbezogenheit ist. Hilfestellungen für diesen Prozess der Gewissenserforschung werde ich im zweiten Teil dieses Buches schildern.
Der Mensch sucht zum einen nach seinem ganz persönlichen Sinn für das „Hier und Heute". Zwingend wird sich ihm aber irgendwann auch die Frage nach dem Sinn des Ganzen stellen. Worauf läuft mein Leben hinaus? Gibt es so etwas wie einen alles

in sich bergenden Sinngrund? Und: Soll das irgendwann alles gewesen sein? Ist dann Schluss? Wohin geht mein Leben im Tod? All diese Fragen gehören in die Sinnsuche hinein. Und es liegen in unserem Wertegewissen auch Antworten auf sie vor. Ich gehe später ausführlicher darauf ein.

Freiheit und Verantwortlichkeit
Ein weiteres Wesensmerkmal des Geistes sind innere Freiheit und Verantwortlichkeit. Viktor E. Frankl sagt dazu: Lass dir nicht einreden, lieber Mensch, dass du nur unfrei bist. Mach dich nicht zum Opfer deiner Umstände. Du kannst (fast) immer auch mitgestalten, selbst wenn die Spielräume zuweilen sehr klein sein mögen. Es macht für das konkrete Lebensgefühl und die alltägliche Lebensführung einen erheblichen Unterschied, ob man meint, von seinem Wesen her nur eine Marionette verschiedenster Kräfte zu sein, die auf einen einwirken, oder ob man die auf dem Grund der Seele wohnende Freiheit spürt.

In einem Atemzug mit ihr ist die Verantwortung zu nennen. Freiheit meint keinen Libertinismus, aus dem heraus man nur das tut und lebt, wonach einem gerade so ist. Sie ist immer Freiheit zur Verantwortlichkeit. Letztere meint in ihrem Kern: Ich kann und soll mit meiner Lebensführung Antwort auf die Fragen und Herausforderungen geben, die das Leben mir jeden Tag aufs Neue stellt. Welche gelebten existenziellen Antworten ein Mensch geben soll, kann nur er in seinem Gewissen fühlen.

Da ich im zweiten Teil des Buches auf das Thema innere Freiheit nicht gesondert eingehen werde, will ich hier kurz anreißen, wie sie sich gewinnen lässt.

Zunächst sollte man sich vergegenwärtigen, dass sie ein Wesensphänomen ist, das dem einzelnen Menschen nicht abhanden kommen kann. Das ist uns das gesamte letzte Jahrhundert hindurch – nicht zuletzt von großen Teilen der wissenschaftlichen Psychologie – ausgeredet worden. Diese immer wieder gelehrte Unfreiheit hat im allgemeinen Bewusstsein kräftig zu der Überzeugung beigetragen, dass wir nur willenlose Sklaven der uns bestimmenden Determinanten sind. Aus der gelehrten ist gelebte Unfreiheit geworden. Weil dieser Irrglaube tief sitzt, ist die bewusste Neubesinnung auf die Freiheit der allererste Schritt. Natürlich sind wir nicht absolut frei. Freiheit ist immer Freiheit im

Rahmen des Möglichen und nicht des Unmöglichen. Gene, Triebe, Erziehung, Umwelt und anderes mehr beeinflussen uns mächtig. Und in manchen Situationen ist deren Einfluss so stark, dass sie einen Menschen geradezu „einmauern" können. Ich denke hier zum Beispiel an Demenzerkrankungen oder auch an psychotische Störungen, die uns überrennen können. Ebenso gibt es nicht mehr erträgliche Wohn- und Arbeitssituationen, Leiden unter Krieg, Gewalt und Hunger und andere Verhängnisse, in denen innere Freiheit kaum oder gar nicht mehr zu mobilisieren ist. Das spricht allerdings nicht gegen ihr Vorhandensein, sondern zeigt lediglich, dass auch sie Grenzen hat, sie nicht immer, sondern nur unter fast allen Umständen ins Leben übersetzt werden kann.

Trotzdem: Die Umstände sind nicht alles. Es gibt auch noch uns selbst, die zu all den uns fremdbestimmenden Faktoren Stellung beziehende innere Person. Martin Buber hat einmal gesagt, Menschen können sich zurecht schaffen. Mit anderen Worten: Wir können uns und unser Leben gestalten, auch wenn die inneren und äußeren Lebensumstände belastend sind. Eine Seminarteilnehmerin, die an einer in Intervallen immer wiederkehrenden Psychose litt, brachte das so zum Ausdruck: „Immer dann, wenn ein Schub kommt und ich wieder in die Klinik muss, sage ich mir: Du sollst wohl noch etwas lernen."

Sich frei zu fühlen, wenn es so läuft, wie wir es wollen, ist nicht schwer. Nur macht uns oftmals das Leben einen Strich durch die Rechnung und es kommt ganz anders, als wir es gern gehabt hätten: wir werden krank, verlieren die Arbeit oder den Partner, haben keinen Erfolg, zu wenig Geld zum Leben oder andere Schwierigkeiten. Was dann? Wenn wir die Umstände, unter denen wir leben, nicht mehr, nur geringfügig oder erst auf lange Sicht verändern können, so haben wir immer noch die Möglichkeit, unsere Einstellung zu ihnen zu verändern. Und genau das bedeutet es häufig, innere Freiheit zu gewinnen: eine Haltung zu dem nicht mehr Verrückbaren zu finden, aus der heraus ich trotz allem Ja zum Leben sage. Die eben erwähnte Seminarteilnehmerin tat das auf ihre Weise. Und Viktor E. Frankl hat in seinem Buch „... trotzdem Ja zum Leben sagen: Ein Psychologe erlebt das Konzentrationslager" beschrieben, wie auch unter grausamsten Bedingungen Lebensbejahung dennoch möglich ist.

Auf dem Weg zu dieser Einstellungsänderung stoßen wir häufig auf massive innere Widerstände: Trotz, Angst, Anspruchsdenken und Trägheit melden sich zu Wort. Diese protestierenden inneren Stimmen sollte man nicht ignorieren. Allerdings dürfen wir uns nicht auf sie fixieren. Um dem zu entgehen, kann man sich auszumalen, wie das Leben weiter verlaufen würde, wenn man ihnen die Regie überließe. Man sollte sich so weit wie möglich die Auswirkungen der Verbitterung, des tiefen inneren „Neins", des chronischen Protestes, des Neides und manch anderer unguter Gefühle auf den Lebensalltag vorstellen. Was würde aus mir, meinem Körper, meiner Seele, meinen Beziehungen unter der Federführung dieser Emotionen werden? Spüre ich ihre destruktive Kraft? Erahne ich, wie sehr sie mich lähmen und vom Leben abschneiden würden? Wie sie mich zerfressen würden? Bin ich wirklich bereit, diesen Preis zu zahlen, nur weil das Leben anders gekommen ist, als ich es wollte? Gibt es wirklich gar keine andere Möglichkeit für mich, als in diesem dunklen Sumpf der Destruktivität zu versinken? Fühle ich, dass ich nicht eins bin mit den miesen Bedingungen, unter denen ich jetzt leben muss? Ist mir bewusst, dass ich mich zumindest innerlich noch drehen und wenden kann?

Ich kann nach dem suchen, um das ich mehr bin als mein Elend. Ich bin zum Beispiel ein Mensch, der trotz allem noch lieben kann. Menschen, die es im Leben nicht leicht gehabt haben, legen häufig Zeugnis davon ab, was innerlich zu leisten möglich ist. Ich denke wiederum an eine Seminarteilnehmerin, die ein schweres Lebensschicksal hinter sich hatte. Ein entscheidender Wendepunkt in ihrem Leben war die Erkenntnis: Auch wenn ich keine oder viel zu wenig Liebe erfahren und kaum Gutes erlebt habe – lieben kann ich immer noch! Diese gelebte Einsicht bewahrte sie vor dem Abrutschen in dumpfe Resignation und dauerhafte Depression.

Genauso kann ich danach fragen, ob mein äußeres Leben wirklich nur aus Not besteht. Sobald die erste und vielleicht auch die zweite Wahl unserer Lebensvorstellungen nicht in Erfüllung gehen, neigen wir dazu, alles nur noch ungenügend und unerbaulich zu finden. Aber stimmt das denn? Ist der verbleibende Rest tatsächlich nur „Ausschuss", der nicht zu gebrauchen ist? Oder machen wir die übrigen Möglichkeiten nicht erst durch unsere negative Einstellung zu wertlosen Alternativen? Könnte es nicht sein, dass sie Sinn- und Wertvolles bieten? Das Erlangen innerer Freiheit wird weiterhin durch die Einsicht, dass das Leben mir Aufgaben stellt, befördert. Solange ich meine, selbst der Nabel der Welt zu sein, und davon ausgehe, dass das mich umgebende Leben dazu da ist, mich zufrieden zu stellen, kann innere Freiheit nicht gedeihen. Warum nicht? Weil eine solche Lebenshaltung zwingend in chronische Frustration führen muss. Eine derartige Weltanschauung ist eine narzisstisch gestörte Fehlsicht des Lebens. Wir sind nicht der Mittelpunkt des Lebens. Vielmehr steht das Leben selbst in der Mitte und wir sind auf es hingeordnet. Nicht wir sagen dem Leben, wo es lang geht, sondern das Leben sagt es uns. Unsere Aufgabe besteht darin, an seinen zuweilen recht harten Fragen weiter zu wachsen. Man kann das auch so sagen: Anstatt sich angesichts schwieriger Situationen der Resignation und Verbitterung hinzugeben, sollte man lieber fragen, wozu einen dieses Schicksal herausfordert. Eine solche Frage passt zwar nicht in eine auf Glück gepolte Gesellschaft, aber dennoch verlangt das Leben uns diese Einstellung ab, sofern wir nicht in innerer Unfreiheit versinken wollen.

Damit eine solche Haltung aber nicht lediglich eine eingeforderte heroische Tat bleibt, die wir unter Aufbietung letzter Kräfte irgendwie zustande bringen müssen, bedarf es mehr als nur der Einsicht in den Aufgabencharakter des Lebens. Um seine zuweilen sehr radikalen Herausforderungen überhaupt annehmen zu können, brauchen wir ein Grundvertrauen ins Leben. Worauf sollte es sich richten? Es vertraut auf eine letzte Sinnhaftigkeit, es hofft darauf, dass hinter allen krummen Lebenslinien ein – wenn auch nicht immer sichtbarer – Sinnzusammenhang und Sinngrund steht, in dem unser und alles Leben aufgehoben und geborgen ist.

Die religiöse Dimension des Geistes

Ich habe in den letzten zwei Jahrzehnten viele Tausende Imaginationen mit den unterschiedlichsten Menschen in Einzelgesprächen und Seminaren durchgeführt beziehungsweise sie in der Imagination begleitet. Sie kamen aus den vielfältigsten Bildungsschichten und hatten die verschiedensten sozialen Hintergründe. Ihre Gemeinsamkeit lag darin, dass sie sich zum allergrößten Teil für areligiös oder atheistisch hielten. Sie kamen zum Gespräch, um an ihren inneren Problemen zu arbeiten. Die religiöse Frage tauchte häufig eher implizit und beiläufig als ausdrücklich und explizit auf.

Dabei habe ich – wie auch eine ganze Reihe von Kolleginnen und Kollegen, die ebenfalls mit der Wertimagination nach Uwe Böschemeyer arbeiten – eine erstaunliche Entdeckung gemacht. Mit großer Zuverlässigkeit zeigten sich in den Imaginationen tief religiöse Symbole. Häufig erschienen sie völlig ungerufen, das heißt, sie waren nicht intendiert, sie kamen gleichsam „dazwischen". Häufig geschah das gerade bei den Menschen, die besonderen Wert darauf legten, mit der Religion abgeschlossen zu haben, als ob ihr Unbewusstes sie erinnern wollte: Da war doch noch etwas!

Diese Erfahrungen lassen folgenden Schluss zu: In seinem Wesensinneren ist der Mensch religiös. Nein, nicht nur der eine oder der andere – jeder! In seiner Seelentiefe hat jeder von uns nicht nur religiöse Fragen, sondern er findet auch erfahrbare, fühlbare, ihn tief ergreifende und beglückende Antworten vor.

Viktor E. Frankl berichtet ebenfalls davon in seinem Buch „Der unbewusste Gott". Thema ist die im Unbewussten eines jeden Menschen auffindbare, unverbrüchliche, unzerstörbare Gottesbeziehung. Damit ist keine bestimmte Religion oder Konfession gemeint. Die Rede ist von einem tief in jedem Menschen verankerten Wissen um das Absolute, Heilige, um den Lebensgrund, in dem wir und alles andere Leben verwurzelt sind, der alles Leben schützt und trägt und erhält.

Zur Verdeutlichung soll gleich ein Beispiel in Form einer Wertimagination erzählt werden. Da auch in den folgenden Kapiteln immer wieder von der Wertimagination die Rede sein wird, möchte ich zuvor kurz erklären, was das ist.

Die Wertimagination ist ein von Uwe Böschemeyer entwickeltes imaginatives Verfahren, das sich durch seine Zielgerichtetheit auf Phänomene der inneren Welt und durch ganz bestimmte methodische Interaktionen zwischen Therapeut und Klient auszeichnet.

Wertimaginationen sind durch den Therapeuten geführte Wanderungen in die Tiefe des Unbewussten. Da dieses in Bildern denkt, fühlt und erlebt, geht es in ihr also um das Eintauchen in

die innere Bilderwelt. Damit sind keineswegs lediglich vorgestell-
te, fantasierte, erinnerte, ausgedachte, vorgegebene oder aus der
Außenwelt bekannte Symbole gemeint. Es handelt sich vielmehr
um die tiefe innere Bilderschicht, die, genau wie im Traum, von
ganz allein auftaucht, wenn ein Mensch sich hinreichend loslässt.
Diese Phänomene sind nicht bloß Bilder, wie wir sie aus einem
Fotoalbum oder von der Kinoleinwand kennen. Sie haben eine völlig andere Qualität. Es sind ins Bild gefasste innere Energien. Mit
Hilfe dieser Bilder kommt ein Mensch also mit den Kräften seines
Unbewussten in Berührung. Sie sind Symbole, die die Kräfte transportieren, von denen sie sprechen, sie haben „Mittlerfunktion",
sind „Gesichter der Gefühle", wie Uwe Böschemeyer es nennt. Sie
teilen sich dem Klienten energetisch, fühl- und erlebbar mit.

Konkret: Wandert ein Mensch zu seinem Mut und es erscheint
eine starke, aufrechte Männer- oder Frauengestalt vor seinem
inneren Auge, dann sieht er diese nicht nur, sondern er erfährt und
erlebt deren Energie. Dabei ist der Therapeut, der während der
Imagination mit dem Klienten im Gespräch bleibt, diesem durch
bestimmte Anregungen behilflich, einen möglichst dichten Kontakt zu den Gestalten aufzunehmen.

Und das ist genau das Ziel der Wertimagination: Es soll eine
möglichst intensiv gefühlte und erlebte Beziehung zu den starken,
positiven Gefühlskräften entstehen, die im Unbewussten eines
jeden Menschen für ihn bereitliegen und nur darauf warten, von
ihm in Anspruch genommen zu werden. Damit sie ihm im Laufe
der Zeit immer mehr auch in seinem bewussten Leben und unabhängig von der Imagination zur Verfügung stehen, muss der Klient
diese Gefühle während der Imagination durch seine personale
Stellungnahme integrieren.

Personale Stellungnahme meint zum Beispiel, dass er der
Gestalt des Mutes gegenüber seine inneren Arme öffnet, sich auf
sie ausrichtet, ihre Ausstrahlung auf sich wirken lässt, vielleicht
sogar einmal seine Hände in die ihren legt und so weit wie möglich spürt, welche Gefühle sie in ihm auslöst.

Natürlich können in der Imagination auch Problemfelder in
Form von dunklen inneren Gestalten auftauchen. Sie symbolisieren ebenfalls Gefühle, Konflikt- und Problemgefühle. Die Hexe,
der böse Riese, märchenhaft anmutende Drachengestalten und
Ungeheuer können beispielsweise selbstaggressive Kräfte symbo-

lisieren, deren negative Kraft der Imaginierende dann ebenfalls
sehr intensiv spürt.

Hier bedeutet personale Stellungnahme, die destruktive Energie nicht so weit wie möglich, sondern nur so weit wie nötig zu
erfahren, um überhaupt ein bewusstes Gespür für diese Kräfte zu
erlangen. Denn nur gegen das, was er bewusst wahrnimmt, kann
ein Mensch sich auch hinreichend abgrenzen. Ansonsten macht
dies mit ihm, was es will. So eine Distanzierung kann durch einen
starken und aufrechten Stand einer dunklen Gestalt gegenüber
geschehen, gegebenenfalls auch mithilfe eines inneren Helfers.
Das Dunkle beginnt dann in der Regel sich zurückzuziehen. Übersetzt bedeutet das: Es verliert nach und nach seinen destruktiven
Einfluss auf den Imaginierenden. Ganz aus der inneren Welt heraus zu schaffen ist es allerdings nicht.

Vor der Wertimagination vereinbaren Klient und Therapeut ein
Ziel, das der Gesprächspartner anwandern will, etwa seinen „inneren Verbündeten" (Symbol für die Selbstbejahungskräfte), seinen
inneren Heiler (Symbol für die Selbstheilungskräfte) oder etwas
anderes. Wie diese Phänomene konkret aussehen könnten, wird
nicht gesagt, nur das Ziel selbst wird vorgegeben. Man wandert in
der Wertimagination so weit wie nur möglich die positiven inneren Kräfte an, so weit wie nötig aber auch die Blockaden, etwa die
verdeckte innere Trauer, die verkappte Aggression und so weiter.

Während der Wertimagination schließt der Gesprächspartner
die Augen und lässt sich mithilfe einer kurzen Entspannungsübung los. Sie wird vom Therapeuten angeleitet und dauert etwa
zwei bis drei Minuten. In der Imagination bleiben Klient und Therapeut im Gespräch. Der Klient erzählt, was er sieht und erlebt, der
Therapeut macht ihm Vorschläge, wie er auf die verschiedenen
Situationen reagieren kann. Dabei bewegt sich der Klient so durch
die Imagination, als wenn er „vor Ort", also im sich entspinnen-
den Seelenfilm drin wäre. Das Gespräch ist kein deutendes, sondern ein begleitendes auf dem Weg durch die innere Welt. Die
Deutung folgt im Anschluss an die Wanderung, damit Erleben und
Verstehen zusammenkommen.

Die Wirkung dieses Verfahrens kann man folgendermaßen
beschreiben. Während der Imagination kommt der Klient mit den
positiven Kräften seines Unbewussten in Berührung. Nach einer
hinreichenden Anzahl solcher Wanderungen bilden diese neuen

Erfahrungen eine Art „Bodensatz" auch im bewussten Lebensgefühl. Anders formuliert: Die neu erfahrenen Gefühlskräfte stehen ihm jetzt leichter im bewusst erlebten Alltag zur Verfügung. Allerdings muss er sie auch in Anspruch nehmen und sie in seiner konkreten Lebensführung zum Ausdruck bringen, ansonsten verblassen sie wieder. Gerade darauf kann man gar nicht genug hinweisen! Bezogen auf das Beispiel des Mutes bedeutet das: Der Mann sollte sich – im Rahmen seiner Möglichkeiten – trauen und neue Dinge wagen. Anders als ohne die imaginative Erfahrung hat er dazu nun mehr in der Hand, nämlich die Begegnung mit der Kraft des Mutes während der Imagination.

Ein Letztes: In der Imagination geht es nicht nur um neue Gefühle, sondern ebenso um die Weisheit des Unbewussten, in der wir vom Leben und der Welt so viel mehr wissen als in unserem Bewusstsein. Man kann das Unbewusste imaginativ um Rat in Entscheidungsfragen bitten. Ebenso eröffnet oder vertieft es den Zugang zu existenziell-philosophischen oder auch religiösen Einsichten. Dabei handelt es sich immer um für das Leben existenziell Bedeutsames und nicht um rein theoretisches und damit lebensfernes Wissen.

Nun aber zurück zum ursprünglichen Zusammenhang. Ich wollte ein Imaginationsbeispiel schildern, in dem sich eindrucksvoll die in ihrer Tiefe vorhandene Gottesbezogenheit einer Klientin zeigte.

Eine Frau kommt mit einer Angstproblematik zum Gespräch. Sie traut sich schon seit einiger Zeit immer weniger aus dem Haus, weil sie draußen auf der Straße, beim Warten in der Schlange im Supermarkt, im Restaurant oder irgendwo anders zunehmend ganz merkwürdige Gefühle hat, so schildert sie ihren Zustand. Näheres Nachfragen ergibt, dass sie fürchtet, sie könne einfach zusammenbrechen und bewusstlos werden. Dazu gesellen sich kaum zu beschreibende starke Spannungsgefühle, die ihr den Nacken hochkriechen. „Wenn das losgeht, ist alles zu spät, dann fängt das Herzrasen an und ich bin verloren."

Um ein Gegengewicht zu dieser sich auftürmenden Angst zu schaffen, schlage ich ihr vor, in einer Wertimagination „zum tiefsten inneren Halt" zu wandern. Ihre sinngemäße Antwort darauf: „Ich weiß zwar nicht, was ich mir darunter vorstellen soll, aber wenn Sie meinen und das hilft, warum nicht." So bringt sie ihre Skepsis und Bereitschaft zum Ausdruck. Es wäre geradezu ein

Kunstfehler, einem Imaginierenden jetzt zu erzählen, wie dieser Halt aussehen könnte. Außer dem Ziel, das es zu suchen gilt, wird nichts weiter vorgegeben, weil es nicht darum geht, dem anderen etwas einzureden oder überzustülpen. Er soll frei und unabhängig seine Antworten in seiner eigenen Seelentiefe finden.

Nach einer kurzen Entspannungsübung zeigen sich vor dem inneren Auge der Klientin zunächst nur helle und dunkle Lichtfetzen. Ich bitte sie, in aller Ruhe weiter zu warten, was ihre Seele ihr zeigen will. Einige Zeit später wird es deutlicher. Aus dem Hell-Dunkel-Gemisch formt sich eine Wüstenlandschaft heraus (Symbol für ihr gegenwärtig recht verdorrtes Lebensgefühl). Sie ist dort ganz allein, fühlt sich einsam und verlassen. In der Ferne sieht sie so etwas wie einen Sandstrudel, wie Treibsand, der alles in seiner Umgebung langsam, aber stetig in die Tiefe reißt. Angst fängt an, in ihr aufzusteigen. Ich bitte sie, sich nicht auf den Strudel zu fixieren, sondern genau in die entgegengesetzte Richtung zu schauen. „Das geht nicht", sagt sie. „Als ob das Bild da aufhört." Sie möge weiter Geduld haben. Nach einer Weile spürt sie, dass aus dieser Richtung irgendetwas kommt. Was denn dieses „Etwas" ausstrahle? „Kann ich noch nicht sagen", entgegnet sie. Und nach einer Zeit des Schweigens: „Auf jeden Fall nichts Bedrohliches." Ich fordere sie auf, dieses Phänomen zu bitten, sich deutlicher zu zeigen. Längere Zeit geschieht wieder nichts. Dann: „Das ist jetzt aber sehr kitschig!" Was das heißt, möchte ich erfahren. „Da kommt ein Engel, das gibt's ja wohl nicht." Aus ihrer Stimme klingt im Wesentlichen Abwehr, ein „Lächerlich finden" des Gesehenen, und auch etwas Verwunderung ist herauszuhören. Ich bitte sie, den Engel nicht wegzudenken, sondern ihn anzuschauen und alles Weitere geschehen zu lassen. Es entsteht eine längere Pause, dann: „Ich glaube, den sehe ich wirklich!" Ob sie sich weiter auf ihn einlassen und dieses Wesen beschreiben wolle? Nach einiger Überwindung beginnt sie zu erzählen: „Sieht eben wie ein Engel aus: ganz weiß gekleidet, auch Flügel." Ob sie ihm einmal ins Gesicht schauen könne. „Da ist nur ein Leuchten." Ihr Widerstand vermindert sich langsam und sie kann sich immer mehr auf das einlassen, was sie sieht. Sie möge doch versuchen, die Ausstrahlung des Engels zu spüren. „Gut – einfach nur gut!" Sie beginnt zu weinen. „Das befreit so. Der Druck in der Brust geht langsam weg." Ich bitte sie, sich weiter nur dem Engel zu überlassen. Das Weinen verstärkt sich. Es sind Tränen der Berührtheit und der Befreiung. Strahlt er noch etwas aus? „Ganz viel Frieden – da ist alles gut." Längere Zeit bleibt sie in der Begegnung mit ihm und lässt die Gefühle tief in sich einwirken. Dann schlage ich ihr vor, dem Engel einen Auftrag zu geben. Er solle sie zum vereinbarten Ziel, dem tiefsten inneren Halt, führen. Ihre anfängliche Skepsis ist weithin gewichen, sie kann sich auf dieses Vorhaben einlassen. Mit dennoch etwas erstaunter Stimme sagt sie. „Wir fliegen los. Irgendwie in die Wolken." Plötzlich beginnt sie wieder heftig zu weinen. Was geschehen sei, frage ich. Sie schluchzt weiter. Dann: „Hier ist alles nur noch hell." Ob das eine gute Helligkeit sei? „Ja, nur gut und strahlend!" Sie möge bitte in die Mitte des Lichtes hineinsehen. Dabei gerät sie vollends aus der Fassung. Was geschehen sei? „Da ist eine Hand, die ruft mich. Ich bin hingegangen und habe mich reingelegt. Die trägt. Da falle ich nicht durch. Ich glaube, ich bin bei Gott." Ich bitte sie, noch lange in dieser Hand zu verweilen und dann langsam aus der Imagination wieder zurückzukommen.

Diese Klientin hielt sich, wie die allermeisten meiner Gesprächspartner, für nicht sonderlich religiös und, wenn überhaupt, dann eher für eine Atheistin. Auf keinen Fall aber bezeichnete sie sich als gläubig im Sinne einer bestimmten Religion.

Die Mitte der geistigen Dimension
Wie aber verhalten sich die bislang geschilderten geistigen Phänomene – das Sinnsuchende, die Gefühle wie Hoffnung, Liebe, Vertrauen, weiterhin das Wertegewissen, die Freiheit, die Verantwortlichkeit – zueinander? Stehen sie unabhängig nebeneinander, sind sie miteinander verflochten, gründet das eine im anderen, haben sie alle eine gemeinsame Quelle?

Statt spekulative theoretische Erwägungen anzustellen, möchte ich der Weisheit des Unbewussten wiederum das Wort geben. Eine imaginationserprobte Seminarteilnehmerin erlebte in einer Imagination Folgendes: Sie befand sich mit verschiedenen inneren Wertgestalten, der Heilerin (Symbol für die Selbstheilungskräfte), der Freiheit (Symbol für das Gefühl der inneren Freiheit) und noch anderen, in einer Landschaft. Sie spürte die wohltuenden, unterschiedlichen Ausstrahlungen ihrer Begleiterinnen und fühlte sich gut. Dann bat sie die innere Heilerin, sie möge ihr zeigen, wo sie, die Heilerin, eigentlich herkomme. Sie wollte also erfahren, worin die Kraft dieser Gestalt gründete. Die Heilerin und auch die anderen Wertgestalten setzten sich in Bewegung und gingen einem immer heller werdenden Licht entgegen. Schließlich verschwanden sie in ihm. Es war so hell, dass es der Imaginierenden schwerfiel direkt hineinzuschauen. Trotzdem hatte es eine unbeschreiblich positive Ausstrahlung. Plötzlich hörte sie aus dem Licht heraus eine Stimme, die sagte: „Ich bin die Gestalt hinter den Gestalten." Tief ergriffen kam sie aus der Imagination zurück. Der göttliche Ursprung dieses Lichtes war für sie ebenso offenkundig wie der Grund, aus dem heraus sie kaum hineinsehen konnte. „Das ist zu groß, nicht bedrohlich, aber zu groß", sagte sie im Nachgespräch. Und ihr wurde klar, dass die Wertgestalten letztlich alle aus diesem göttlichen Licht kommen: die Gestalt der Freiheit, der Liebe, der Freude, der Hoffnung genauso wie die innere Wahrheitsfinderin, die Sinnsucherin und all die anderen.

Die Erfahrung dieser Frau wird durch viele andere Imaginierende bestätigt. Immer wieder zeigt sich, dass die Wertgestalten, die die geistigen Kräfte symbolisieren, Ausdruck dieses Lichtes sind.

Ich fasse zusammen: Das Wesenszentrum des Menschen ist die geistige Dimension. Geist meint, dass der Mensch sich von sich selbst distanzieren und sich selbst transzendieren kann. Er ist intentional, sucht nach Sinn und Werten. Diese Suche richtet sich zum einen auf die konkrete Außenwelt. Zum anderen aber sucht Geist in uns auch nach geistigen Werten wie etwa den Gefühlen der Liebe und der Hoffnung, aus denen heraus wir unser Leben führen und unserer Umwelt begegnen können. Dabei stimmt das personale Wertegewissen, das ebenfalls der geistigen Dimension zugeordnet wird, miteinander konkurrierende Werte so ab, dass uns fühlbar wird, was wir in den konkreten und wechselnden Situationen unseres Alltags tun und was wir lassen sollen. Schließlich ist der Geist in uns auch auf einen Lebensgrund ausgerichtet, in dem die geistigen Gefühle und Werte wie auch unser Wertegewissen gründen.

Man stelle sich nur einmal vor, was wohl wäre, wenn diese – unserer Kultur ja nun nicht gänzlich fremden und auch nicht erst durch Viktor E. Frankl entdeckten – Grundgedanken über das Wesen menschlicher Existenz einen wirklich lebendigen Platz und

Ausdruck im Bewusstsein der Allgemeinheit fänden! Die positiven Folgen für den Einzelnen und auch die Gemeinschaft wären unabsehbar.

Und wie wäre es, wenn die Krankenkassen mit der gleichen Intensität, mit der sie Fitnessprogramme, Rückenschulen und Vorsorgeuntersuchungen fördern, auch Programme unterstützten, in denen Menschen diese Gedanken in Theorie und Praxis nahegebracht würden? An dem Befremden, mit dem man auf diese Idee wahrscheinlich reagiert, zeigt sich, wie fern uns der Gedanke geworden ist, dass all das zutiefst mit Gesundheit und Heilung zu tun hat!

Im nun folgenden Kapitel möchte ich der Frage nachgehen, was mit dem Einzelnen und auch der Gesellschaft geschieht, wenn die geistige Dimension unseres Lebens immer mehr in Vergessenheit gerät.

Zeitkrankheit: geistige Verwahrlosung

Was ist geistige Verwahrlosung?

Mit geistiger Verwahrlosung ist keinesfalls gemeint, dass das Innerste im Menschen, seine Geistigkeit, an sich verwahrlosen kann. Geist, so Frankl, kann nicht erkranken und entsprechend auch nicht verwahrlosen. Und genauso wenig, wie er in sich selbst deformierbar ist, kann er einem Menschen einfach abhanden kommen. Er ist in der Tiefe eines jeden auffindbar.

In beeindruckender Weise kommt dies in einer Imagination zum Ausdruck, die ein Gefängnisseelsorger einmal mit einem wegen Mordes zu einer langjährigen Haftstrafe verurteilten Mann gemacht hatte. Dieser bat zunächst um ein einmaliges Gespräch, weil er über bestimmte Lebenssituationen und Haftbedingungen im Gefängnis sprechen wollte. Es entstand ein Vertrauensverhältnis zwischen ihm und dem Seelsorger, und es ergaben sich mehr oder minder regelmäßig stattfindende Treffen, in denen dann auch die Lebensgeschichte dieses Mannes zum Thema wurde. Der Seelsorger schlug ihm im Verlaufe der Gesprächsreihe vor, auch einmal zu imaginieren. Sein Gegenüber willigte ein. Wegen bestimmter notwendiger Sicherheitsmaßnahmen für den Seelsorger war das Imaginieren in dieser speziellen Situation zwar nicht ganz einfach, aber es gelang.

In der Imagination kamen Bilder der Zerstörung zum Vorschein: völlig verwüstete, brennende oder ausgedorrte Landschaften, zerbombte Ruinen, getötete oder verbrannte Menschen, alles Symbole für die lädierte innere Seelenlandschaft beziehungsweise die dunklen inneren Befindlichkeiten dieses Menschen. Sodann zeigten sich verlassene, apathisch in der Ecke sitzende, völlig verzweifelt um die Liebe der Mutter bettelnde, auch eingesperrte und vor Wut tobende Kindergestalten. Das waren Bilder, in denen sich die bedrückenden Gefühle aus der Kindheit dieses Mannes zeigten, die in ihm bis in seine Gegenwart hinein noch ihre Wirkung taten.

Der Seelsorger gab nicht auf. Er tauchte mit ihm noch tiefer in sein Unbewusstes ein. Und dann geschah es: Ganz weit aus der Tiefe begann, zunächst schemenhaft und dann immer deutlicher werdend, eine Rose (Symbol für Liebe) aufzublitzen. Es gelang dem Imaginierenden erst einmal nicht, den Kontakt zu ihr, also zur Energie der Liebe, zu halten. Genau so schnell, wie sie aufgetaucht war, verschwand sie wieder. In weiteren Imaginationen aber ließ sich diese Erfahrung vertiefen. Er konnte die Rose erneut und jetzt länger in den Blick bekommen und emotionalen Kontakt zu ihr aufbauen, ihren Duft riechen und spüren, wie dieser ihn förmlich durchdrang. Er bekam einen dichteren Kontakt zum Gefühl der Liebe, die ihn zu durchströmen begann. Auf die Bitte hin, in die Mitte der Rose zu schauen, sah er, wie sich aus ihr heraus Lichtgestalten (personalisierte Symbole der ihn bejahenden Liebe) zu lösen begannen, die auf ihn zukamen. Auch darauf reagierte er zunächst mit Abwehr. Je mehr er sich aber auf sie einließ, desto intensiver spürte er deren wärmende, liebende Energie. Mitte dieses Erlebens war, dass gerade er, der Mörder, von diesen Gestalten nicht verurteilt, sondern bejaht wurde. Diese Erfahrung passte so gar nicht in sein Selbstverständnis, aus dem heraus er sich trotz äußerlicher Coolness und Abgebrühtheit für schlecht und verdammenswert hielt. Es bedarf keiner allzu großen Fantasie sich vorzustellen, welch heilsame Wirkung in solchen Erfahrungen liegt.

Nein, Geist kann nicht erkranken. Er kann verschüttet, eingemauert, vergraben sein, verlieren können wir ihn nicht. Er ist eine zu jedem Menschen gehörende Wesenstatsache, die nicht abhanden kommen kann.

Geist ist aber auch kein Automatismus! Er breitet sich nicht völlig unabhängig vom Sein und Verhalten eines Menschen als eigenständiges Prinzip in ihm aus und setzt sich durch. Wir müssen nach ihm suchen, ihm entgegengehen, die Zugänge zu ihm öffnen und offen halten und sein Dasein pflegen. Wie das im Einzelnen geschehen und umgesetzt werden kann, werde ich im zweiten Teil dieses Buches für einige geistige Phänomene exemplarisch schildern.

Genauso wie die Psyche und der Körper ist auch der Geist auf Pflege angewiesen. Sie erfordert Zeit, Sammlung, Konzentration und Geduld. Man muss Durststrecken durchstehen, Frustrationen überwinden. Schließlich aber beschert sie ein immer tiefer werdendes Einverstandensein mit dem Leben, Zufriedenheit, Genesung und Heilung – zuweilen von Krankheiten, manchmal aber auch trotz und in allem Leid.

Was geschieht nun, wenn Geist nicht mehr gepflegt, diese Dimension in unserem Leben zunehmend vernachlässigt wird? Wir verlieren dann den Zugang zu unserem echten Wertegewissen, zum Wissen um einen letzten Sinn unseres Daseins, zum Gefühl eines unbedingten Gewolltseins und Geliebtwerdens, zum Gefühl einer Ur-Hoffnung. Und in alledem verlieren wir den Kontakt zu der in uns allen angelegten Spiritualität und Religiosität. Denn in ihnen gründen letztlich all die zuvor genannten Phänomene.

Unser Leben wird dann geist-los. Das heißt nicht, wie bereits erwähnt, dass der Geist in uns selbst verkümmert. Das kann er gar nicht, genauso wenig, wie er erkranken kann. Wir mauern ihn aber in unserer Tiefe ein, lassen ihn nicht mehr zu uns durchdringen, sich nicht mehr entfalten. Entsprechend wirkt er sich in unserem Leben immer weniger aus. Immer mehr bekommen wir hingegen die Folgen eines solchen geist-losen Lebens zu spüren. Diesen Zustand und seine Ausprägungen nenne ich geistige Verwahrlosung. Ich will versuchen, dies in den folgenden Abschnitten anschaulich zu beschreiben. Dabei beschränke ich mich auf einige wenige, aber zentrale Aspekte.

Wie äußert sich geistige Verwahrlosung?

Verlust eines letzten Sinns
Wenn unser Leben beginnt, ist zunächst alles, später vieles, dann nur noch so manches und immer weniger, irgendwann schließlich (fast) gar nichts mehr neu. Nur noch der Tod, aber den wollen wir dann auch wieder nicht. Wir haben versucht, die Welt da draußen für uns zu erobern. Die einen sind weiter, die anderen weniger weit gekommen. Jeder hat es versucht – so gut es eben ging, seine Umwelt es ihm ermöglichte und er selber es wollte und konnte.

Auf diesem Weg haben wir Erfolge und Misserfolge, Sternstunden und Abstürze. Für ihn brauchen wir viel Kraft. Irgendwann auf diesem Weg aber keimt eine Frage in uns auf, manchmal mit vehementer Wucht, zuweilen leise, aber beharrlich: „Wozu das

Ganze eigentlich?" Der eine stellt sich diese Frage eher aus dem Überfluss heraus. Er braucht sich um das Materielle nicht nur keine Sorgen mehr machen, er hat im Grunde viel zu viel davon. Der andere lebt in quälender Not, in der er sich Tag für Tag abmüht, das Notwendigste zu beschaffen, und dann reicht es wieder nicht. Der Dritte fragt aus der sterilen Lebensleere des Abgesicherten heraus. So kam in einem Gespräch einmal ein sehr erfolgreicher älterer Geschäftsmann fast melancholisch ins Grübeln. „Meine Güte, was habe ich alles gemacht, getan, aufgebaut! Und – verstehen Sie mich nicht falsch – ich will mich nicht beklagen, das wäre zynisch. Es hat alles prima geklappt und Spaß gemacht. War ja alles sinnvoll, schon allein für die Kinder. Doch die tun es dann wieder für ihre Kinder und die wieder für ihre ... Mal ehrlich: Wozu denn das Ganze? Was soll das alles letztlich, wenn es doch nur so eine Art Laune der kosmischen Natur ist?" Dann entschuldigte er sich auch schon wieder für seine Grübelei und versicherte noch einmal, dass er keinesfalls undankbar sein wolle. Nur, er hätte diese Fragen und eigentlich auch schon viel länger. Er konnte sie früher nur besser verdrängen. Gab ja so viel zu tun. Das sei heute anders und deshalb klappe das mit der Verdrängung nicht mehr. Wie ein feiner grauer Nebelschleier legten sich diese Gedanken über sein Gemüt – nicht laut, sondern ganz leise – deshalb aber keineswegs unwirksam.

Welche konkreten Auswirkungen hatte das für sein Leben? Darauf antwortete er sinngemäß: „Es nimmt mir die Zuversicht und den Schwung, nach vorne zu gehen. Ich tue das natürlich noch und werde es auch weiterhin tun, aber nicht mehr so von innen heraus, ich nehme es mir eher vor, weil man ja muss. Ganz innen drin aber frage ich mich: Und wofür? Im Grunde könnte ich es ebenso lassen. Und das macht unterschwellig irgendwie pessimistisch, freudlos, leer. Manchmal auch zynisch, bitter und hoffnungslos. Es lähmt trotz aller Bewegung."

Um es noch einmal prägnant herauszustellen: Dieser Mann litt keineswegs an einer vordergründigen Sinnleere seines Leben. Im Gegenteil: Sowohl in seiner Vergangenheit als auch in seiner Gegenwart gab und gibt es viel Sinnvolles. Sein Problem lag an einer anderen, hintergründigen Stelle. Es fehlte ihm nicht Sinn im Leben, sondern eine gefühlte, erfüllende Antwort auf die Frage nach dem Sinn des Lebens. Auf diese Frage erhält er auch in den Hilfsangeboten des staatlich anerkannten und geförderten Gesundheitswesens keine Antworten, weil die hinter ihnen stehenden Menschenbilder mit ihren nihilistischen Implikationen sie entweder gar nicht thematisieren oder sie negativ damit beantworten, dass das Ganze eben keinen Sinn hat. Und doch ist es eine zutiefst menschliche Frage. Wir alle stellen sie und jeder braucht darauf eine Antwort. Was geschieht, wenn diese Antwort ausbleibt oder negativ ausfällt? In der Tiefe eines Menschen entsteht dann ein geistig-existenzielles, man kann auch sagen, ein religiöses Vakuum. Wie in dem Beispiel gezeigt, wird dies zunächst durch vielerlei sinnvermittelnde Tätigkeiten und Erlebnisse auf- und ausgefüllt. Die therapeutische Praxis zeigt aber, dass das nicht reicht. Irgendwann ist die Tragfähigkeit dieser Antworten erschöpft, so sinnvoll und notwendig sie auch sind.

Der Hunger ist größer, die Frage bohrender. Der Mensch fragt nicht nur nach Sinn für Hier und Heute. Genauso sucht er nach einem Sinngrund, der über ihn und sein Leben hinausgeht, es durchzieht und eben deshalb überhaupt erst sinnvoll werden lässt. Wenn diese Durchdringung fehlt, können aus Lebensschwierigkeiten, zum Beispiel in der Partnerschaft, im Beruf oder auch im gesundheitlichen Bereich, bedrohliche Krisen werden, in deren Treibsand man zu versinken droht, eben weil ein letzter Sinn des Lebens nicht vorhanden ist.

Genauso können sich langsam, aber stetig Gefühle der Unzufriedenheit, Missgestimmtheit, Kraftlosigkeit, der Erschöpfung, Mattigkeit ausbreiten. Trotz aller Aktivitäten kann eine Lebensleere um sich greifen. Ja, es ließe sich noch dies oder auch das anstreben – aber wozu und wofür denn eigentlich? Das Lebensgefühl wird defensiver, ängstlicher, dunkler und depressiv angetönt. Eine solche innere Situation macht natürlich auch anfälliger für ein zunehmendes Kränkeln oder ernsthafte körperliche und seelische Krankheiten.

Und noch eines wuchert in diese Leere nur allzu leicht hinein: die Sucht in ihren vielfältigsten Formen wie Alkohol-, Drogen-, Tabletten-, Internet-, Sex-, Arbeitssucht. Sie ist neben der Depressivität geradezu ein Massenphänomen unserer Zeit geworden und hat extrem leidvolle Konsequenzen für den Einzelnen und dessen Angehörige. Genauso leidet die gesamte Gesellschaft in vielerlei Hinsicht darunter. Man denke neben anderem an die massiv ansteigende Zahl von Straftaten, die unter Alkohol- und Drogeneinfluss geschehen, an die wirtschaftlichen Schäden in den Betrieben und die enormen Kosten für das Gesundheitswesen. Sicherlich spielen für das süchtige Sein und Verhalten verschiedene Faktoren eine gewichtige Rolle. Die Bedeutung aber, die der geistig-religiösen Entwurzelung dabei zukommt, kann – im Übrigen auch aus der Sicht und Erfahrung der Anonymen Alkoholiker – gar nicht überschätzt werden. Und das nicht etwa deshalb, weil so etwas wie ein Moralkodex der Religion fehlen würde, der das Trinken verbietet. Nein, was wirklich fehlt, ist ein allerletzter Sinn, auf den alles Leben trotz der vielen Irrungen und Wirrungen mit dem Ziel der Vollendung zugeht. Wenn diese Hoffnung verloren geht, stellt sich das sehr unbehagliche Gefühl ein, dass nach uns und der Natur nichts mehr kommt und nichts mehr ist außer einer großen Leere.

Liebesverlust
Das wohl grundlegendste Bedürfnis eines jeden Menschen ist es, um seiner selbst willen gewollt zu sein. Er möchte Wertschätzung erfahren und angenommen werden nicht aufgrund von Leistungen, ethisch-moralischer Integrität, Gesundheit, Aussehen, besonderen Begabungen, materiellem Vermögen, beruflicher Stellung oder jugendlichem Alter, sondern geliebt werden, weil er er ist und er da ist. Diese Sehnsucht nach der Bejahung von einem selbst und nicht einer Idealvorstellung, die andere von einem haben, ist das elementarste Motivationsprinzip, tiefgreifender noch als der Wunsch nach Sinn. Anders formuliert: Das Erleben eines solchen Angenommenseins ist eine der stärksten Sinnerfahrungen, die ein Mensch machen kann. Entbehrt er sie, hat das fatale Folgen.

Wo suchen wir diese Erfahrung? Natürlich in den zwischenmenschlichen Beziehungen. Ganz erhebliches Gewicht kommt hier der frühen Mutter- oder auch Vater-Kind-Beziehung zu. Nur, die ist oftmals keineswegs so ideal, wie es zu wünschen wäre, zuweilen ist sie sogar katastrophal.

Dann folgen weitere Bindungen. Auch in ihnen erleben wir immer beides: annehmende Liebe und Vorbehalte, Ausgrenzungen, Kränkungen. Schaut man ein wenig näher hin, zeigt sich sehr schnell: Jede zwischenmenschliche Beziehung ist ambivalent, das heißt, sie ist immer eine Mischung aus Liebe und störenden Aspekten wie Neid, Eifersucht, destruktive Aggressivität, Ablehnung. Und eigentlich wissen wir das alle, es hat sich populärpsychologisch herumgesprochen.

Merkwürdig ist allerdings, dass wir diesen Fakt innerlich nur schwer, häufig gar nicht akzeptieren können, dass uns diese Einsicht so schwer ins Gemüt rutscht. Das hängt keineswegs vom Grad unserer akademischen Bildung und unserem Beruf ab. So schwärmte ein in psychologischen Fragen keineswegs ungebildeter Mensch einmal: „Endlich habe ich den Partner gefunden, der mich zu hundert Prozent liebt und annimmt!"

Aber das wird er ganz gewiss nicht. Es ist ein Wunsch, dass er es tut, und dem kann er sich möglicherweise auch anpassen, nur das führt auf die Dauer zu nichts Gutem, sondern zwingend zum Scheitern der Beziehung oder anderen psychischen Problematiken.

Warum? Weil kein Mensch – kein Partner, kein Freund, kein Elternteil, kein noch so tief religiöser Mensch – einen anderen nur und rein lieben kann, das überfordert ihn hoffnungslos. Daraus ist ihm kein Vorwurf zu machen, weil wir von unserem Wesen her ständig der Ambivalenz unterliegen. Der Mensch ist eben kein „Engel", genauso wie er auch nicht nur ein „Teufel" ist. In ihm findet sich bleibend beides. Und wenn es gut geht, lässt er sich von dem „Engel" in sich immer ein Stück mehr anstecken und begeistern. Präziser: Dann öffnet das Freie in ihm, die innere Person, ihre Arme dem „Engel" gegenüber, damit dieser ihr wiederum immer mehr entgegenkommt. Aber selbst dann wird keiner einen anderen hundertprozentig lieben und annehmen können oder eine solche Annahme von einem anderen erfahren.

Trotzdem aber haben wir alle diesen Wunsch. Wir wollen bedingungslos geliebt werden. Und genauso, wie es einerseits völlig klar ist, dass wir selbst keinem anderen und auch kein anderer uns diesen Wunsch erfüllen kann, ist er andererseits absolut legitim. Warum? Weil wir diese Erfahrung brauchen, um leben zu können. Wenn wir nicht wirklich bedingungslos, sondern nur unter bestimmten Voraussetzungen – schlimmstenfalls gar nicht – geliebt werden, fehlt der Nährboden für den ganzen Rest unserer

Entwicklung. Sie bekommt mehr oder minder große Risse. Dann steht unser Leben immer und überall unter der fatalen Prämisse „Wenn, dann..." oder „Wenn nicht, dann nicht ...": „Wenn du artig bist, dann haben wir dich lieb, wenn du nicht artig bist, dann haben wir dich nicht lieb." Damit aber sind wir in einer Zwickmühle. Zwar brauchen wir die Erfahrung bedingungsloser Liebe, aber wir werden sie in dem Maße, in dem wir sie benötigen, nicht erhalten, weil wir alle nur Menschen sind und der Wunsch, bedingungslos geliebt zu werden beziehungsweise so lieben zu können, uns hoffnungslos überfordert.

Allerdings erhalten wir auch Liebe. Wir erfahren sie vielfältig: Kinder von ihren Eltern, Partner von ihren Partnern und Freunde von ihren Freunden. Wenn das nicht so wäre, dann gäbe es in absehbarer Zeit keine lebensfähigen Menschen mehr, da keiner ohne Liebe leben kann. Dennoch bleibt ein Defizit. Das ist bei den meisten eher größer als kleiner, bei gar nicht so wenigen sogar riesengroß. Ebenso ist der Wunsch nach immer neuer Rückversicherung, dass das mit dem Geliebtwerden nicht nur gestern so war, sondern auch heute wieder so ist und morgen immer noch so sein wird, immens. Das zeigt sich etwa an den unzähligen Bemühungen, die wir alle – nicht nur die anderen, auch wir selbst – jeden Tag aufs Neue unternehmen, um ja lieb gehabt zu werden. Aus lauter Angst vor Ablehnung sagen wir nicht das, was wir in Wirklichkeit denken, tun nicht das, was wir tatsächlich wollen, passen uns an und verbiegen uns, laden uns Dinge auf, bis der Rücken schmerzt. Wir geben an, stellen uns größer dar als wir sind, machen unsere Mitmenschen, die uns nur allzu leicht zu ungeliebten Mitbewerbern um das begehrte Gut der Liebe werden, klein.

Oder – und das ist nur die andere Seite der Medaille – wir stellen aus lauter Wertlosigkeitsgefühl unser Licht unter den Scheffel, reden und machen uns kleiner als wir sind, setzen uns nicht für uns ein, stehen nicht hinter uns.

Wir überfordern Beziehungen mit unserem Hunger nach Liebe: „Beweis mir, dass du mich liebst!", „Wenn du mich wirklich wollen würdest, dann hättest du mich nicht kritisiert!" Wir fühlen uns aus unserem Liebeshunger heraus häufig viel zu schnell gekränkt, wittern Zurückweisung, wo nur ganz normale Kritik geübt wurde.

Auch der ausufernde Egoismus unserer Zeit hat eine seiner Hauptwurzeln in dem mangelnden Gefühl, ein um seiner selbst willen gewollter Mensch zu sein. Wer sich wirklich geliebt fühlt, der braucht sein Ego nicht aufzublasen und in den Mittelpunkt seiner Aufmerksamkeit und der der anderen zu stellen und zu drängen. Wie sehr diese Ego-Kultur auf dem Vormarsch und das entsprechende Defizit dahinter am Wachsen ist, kann man an Folgendem ablesen. Egoismus wird von immer mehr Menschen als eine fast normative anstrebenswerte Eigenschaft angesehen, zu der man unverhohlen steht.

Wo aber können wir die notwendige Erfahrung absoluten Gewolltseins machen und der genannten Zwickmühle entgehen? Dazu müssen wir wiederum weit in die religiöse Tiefe unserer geistigen Dimension vordringen. Diese bedingungslose Liebe werden wir in dem Maße – also in der Intensität, Reinheit, Unverlierbarkeit und Wiederholbarkeit –, in dem wir sie immer wieder benötigen, nirgendwo anders erfahren. Dort aber können wir sie erleben.

Ein kleines, alltägliches Beispiel. Ich denke an eine Frau mit einer weder sonderlich liebevollen, aber auch nicht besonders lieblosen Kindheit. Im Beruf hatte sie ihren Platz gefunden. In Sachen Partnerschaft war sie unzufrieden. Sie hatte eine Tochter aus erster Ehe. Vom Vater des Kindes lebte sie schon lange Zeit getrennt. Gern würde sie ein zweites Mal heiraten, der richtige Mann dafür war aber einfach nicht auffindbar.

Im Gegenteil, verschiedene Partnerschaften zerbrachen immer wieder – und das lag keinesfalls nur an ihr, sondern auch an der Lieblosigkeit einiger der Männer. Das war dann auch der Grund, aus dem heraus sie nach Gesprächen fragte. Sie fühle sich so einsam und ungeliebt, dabei sehne sie sich stark nach wirklicher Liebe, und auch die ihre wolle sie so gern verschenken können.

Neben vielem anderen, was wir in dieser Gesprächsreihe thematisierten, schlug ich ihr eine Imagination zum „tiefen inneren Geliebtwerden" vor. Freudig willigte sie ein.

Sie kam leicht in die Imagination hinein und fand sich schon bald in einer eher orientalisch anmutenden Landschaft wieder. „Merkwürdig", sagte sie, „da bin ich noch nie gewesen." Ich bat sie, gar nicht weiter nachzudenken, sondern nur zu erleben und wahrzunehmen. „Das ist alles sehr licht und hell hier, einfach schön." Was diese lichte Helligkeit denn in ihr auslöse, wollte ich erfahren. Sie atmete tief durch: „Freude, und es wird leicht und frei." Dann zögerte sie und sagte: „Aber da ist auch etwas Schweres." Wo in der Umgebung das Schwere denn zu sehen sei, fragte ich sie. „Das ist in mir." Sie solle das Schwere auffordern, sich neben sie zu stellen – gar nicht lange fragen, wie das ginge, einfach tun und warten, was geschehen würde. Nach kurzer Pause entgegnete sie: „Da steht ein Felsblock, dunkel, fast schwarz." Sie möge in dessen Mitte hineinschauen und ihn bitten, er solle sich in seinem wirklichen Wesen noch deutlicher zeigen. Zunächst geschah gar nichts, dann bekam der Block Risse und es wurde ein Spalt sichtbar. Ob sie in diesen hineinschauen könne? „Da ist ein Kind drin", wunderte sie sich. Sie fing an, das Kind zu beschreiben, und begann zu weinen. „Es ist so verlassen und einsam." Ob das Kind noch mehr ausstrahle? „Es ist sehr traurig." Ich schlug ihr vor, das Kind aufzufordern, aus dem Felsblock herauszukommen. Das tat es auch. Was das Kind denn brauche, fragte ich sie. „Liebe, das muss getröstet werden." Sie nahm das Kind in den Arm und schenkte ihm Liebe. Sein Gesicht hellte sich auf, aber es blieb traurig.

Nun möge es ihr bitte zeigen, woher diese Traurigkeit komme. Unverzüglich setzte es sich in Bewegung und führte schnurstracks ins Elternhaus. Dort stand die Mutter in der Küche am Herd, schenkte ihm aber keine Aufmerksamkeit. Das Kind schien das zu kennen und setzte sich fast resignierend auf den Boden und begann vor sich hin zu spielen. Froh sah es dabei allerdings nicht aus. Immer wieder schaute es zur Mutter hoch – die aber hatte keine Zeit. Was das Kind jetzt ausstrahle, fragte ich sie noch einmal. „Eine tiefe innere Traurigkeit", entgegnete sie, „es ist so allein." Sie möge bitte die innere Trösterin rufen. Nach kurzer Zeit erschien eine liebevolle, ihr völlig fremde mütterliche Gestalt – zeit- und alterslos. Was diese Gestalt ausströme, fragte ich sie. „Ganz viel Liebe und Wärme." Sie solle ihr die Initiative überlassen. Diese wendete sich dem Kind zu, nahm es auf den Arm und ging aus der Küche und dem Haus heraus. Das Kind vergrub seinen Kopf im Gewand der Frau und weinte bitterlich. Die Gestalt ließ das unbeirrt geschehen und nach einiger Zeit beruhigte es sich wieder. Dann wollte es runter vom Arm und fing an, auf der Wiese vor dem Haus zu spielen. Was das Kind nun ausstrahle, wollte ich erfahren. „Es ist glücklich!" Ob sie noch Kraft hätte, etwas weiter zu wandern? Sie bejahte. Die Gestalt solle sie weiterführen zur Quelle des Geliebtwerdens. Am besten wäre es, auch das Kind mitzunehmen. Unter der Führung der Trösterin setzten sich alle drei in Bewegung. Ein richtiger Weg war nicht zu erkennen, allerdings wurde es immer heller. Ich schlug ihr vor, weiter in die Helligkeit hineinzugehen, ihre Ausstrahlung auf sich wirken zu lassen und in deren Mitte zu schauen. „Komisch – da ist ein Lichtsprudel", wunderte sie sich. Was dieser Sprudel ausstrahle, wollte ich wiederum erfahren. „Der lädt mich ein." Ob sie dieser Einladung folgen wolle? Sie tat es und schwieg. Ganz leise begannen Tränen ihre Wangen herunterzulaufen. Ich fragte sie, was geschehen sei. „Gar nichts", entgegnete sie, „wir sitzen alle in der Lichtfontäne, das tut so gut." Vielleicht könne sie dieses Wohlgefühl noch näher beschreiben? Sie schwieg längere Zeit, dann: „Hier ist alles gut!"

Neben manch anderen Gefühlen der Gesprächspartnerin zeigte sich besonders zum Ende der Imagination hin das Erleben der unbedingten und voraussetzungslosen Annahme durch das Licht (Symbol für das Göttliche). Das Entscheidende dabei war, dass sie darüber nicht nur redete. Sie erfuhr es!

Verlust von Hoffnung und Vertrauen
Hoffnung ist neben dem Bedürfnis nach Sinn und dem Wunsch nach einer bedingungslos annehmenden Liebe ein weiterer elementarer Beweggrund für Leben. Kein Mensch kann ohne sie existieren. Ihre Bedeutung ist sprichwörtlich: „Die Hoffnung stirbt zuletzt." Stirbt die Hoffnung, stirbt der Mensch. Das können der Tod im Leben, der physische Tod, aber auch erst der eine gefolgt von dem anderen sein.

Hoffnung ist ein geistiges Urphänomen, unbedingt und unableitbar. Unbedingt, das bedeutet, dass sie sich nicht aus den äußeren oder inneren Lebensumständen herleitet. Sie hängt letztlich nicht davon ab, dass sich die Dinge so fügen, wie wir es wollen, ebenso wenig davon, dass wir ein genetisch oder erziehungsbedingtes heiteres Gemüt haben.

Im Gegenteil: Häufig sind die Lebensumstände oder unsere innere Verfassung geradezu der dunkle Hintergrund, von dem her sich die Hoffnung trotz allem abhebt und aufschwingt. Martin

Luther hat es einmal so formuliert: „Und ginge morgen die Welt unter, würde ich heute noch ein Apfelbäumchen pflanzen." Natürlich handelt es sich dabei nicht um eine Hoffnung, die auf das Erreichen konkreter Ziele ausgerichtet ist – etwa die Erfüllung der Wünsche nach einem Partner, des Arbeitsplatzerhaltes oder auch der Gesundheit –, sondern um eine „Urhoffnung". Diese schließt all das Konkrete nicht aus, aber sie geht darin nicht auf. Vor allem gibt sie nicht auf, wenn ihre konkreten Vorstellungen nicht erfüllt werden. Worauf aber hofft sie? Sie ist darauf ausgerichtet, dass trotz aller Krankheit und Not, trotz allen Übels und allem Destruktiven, das uns aus dem Leben entgegenschlägt und das wir selbst in die Welt setzen, sich doch ein guter Sinn- und Lebensgrund durchsetzen wird. Sie hofft darauf, dass mein eigenes Leben und auch das Lebensganze letztlich nicht in Chaos, Hass und Tod untergehen werden, sondern in einem guten Seinsgrund aufgehoben sind, der es zur Vollendung führen wird. Das ist allerdings eine Hoffnung gegen den Augenschein. Nur: Das ist ja gerade ihr Wesen, dass sie gegen den Anschein hofft, der, wie wir wissen, trügen kann.

Worin gründet diese Hoffnung? Sie ist, wie bereits gesagt, unableitbar. Sie ist weder das Ergebnis einer empirisch fundierten Analyse oder wissenschaftlichen Expertise, noch Ausfluss von biochemischen Prozessen im Gehirn. Genauso wenig ist sie das Resultat einer Sublimierung von Triebenergien oder so eine Art hilfloser Rettungsversuch von Menschen, die mit ihrem Lebenselend nicht zurechtkommen.

Sie entspringt vielmehr aus einer uns allen ins Herz geschriebenen Gewissheit. Man kann auch sagen, sie wurzelt in der Tiefe des Unbewussten. Sie ist ein „Wissen" um das Leben, das dem Menschen mitgegeben worden ist. Von wem?

Kein Geringerer als der Naturwissenschaftler Max Planck hat einmal geäußert: „Da es im ganzen Weltall aber weder eine intelligente Kraft noch eine ewige Kraft gibt – es ist der Menschheit nicht gelungen, das heißersehnte Perpetuum mobile zu erfinden – so müssen wir hinter dieser Kraft einen bewußten intelligenten Geist annehmen." Und Werner Heisenberg vermerkte angesichts des Wunders des Lebens einmal: „Der erste Schluck aus dem Becher der Wissenschaft führt zum Atheismus, aber auf dem Grund des Bechers wartet Gott." Es ist dieser alles Seiende begründende Geist, der den Menschen diese Hoffnung ins Stammbuch geschrieben hat.

Und wer genauer hinschaut, wird trotz allem auch Gründe für die Hoffnung finden, dass die Liebe letztlich stärker ist als der Hass. Immer wieder kämpfen Menschen im Namen der Liebe für etwas und treffen auf massive Widerstände. Nicht selten bezahlen sie ihren Einsatz mit dem Leben. Scheinbar haben ihre Widersacher gewonnen. Am Ende setzt sich die Sache, für die sie gekämpft haben, aber doch durch. Im „Großen" denke ich zum Beispiel an die Abschaffung der Sklaverei, die Entwicklung vom Absolutismus und Feudalismus zur Demokratie, die Befreiung Europas von der Hitler-Diktatur, die Überwindung der Apartheid oder an Errungenschaften im Kampf für die Rechte der Arbeitnehmer.

Im „Kleinen" meine ich etwa die Erfahrung, dass die Versöhnung mit den Menschen, die mich verletzt haben, mir mehr Freiheit und Lebensqualität beschert als das Verharren im Hass. Nicht erneute Aggression, sondern echtes Verzeihen und Sich-Öffnen berühren den Kontrahenten, beschämen ihn und führen zur Sinnesänderung. In der Erziehung ist echte Liebe (die sehr wohl Grenzen setzt) wirksamer als Härte und Strafe.

Dürfen wir hoffen, dass die Liebe stärker ist als der Hass? In zigtausenden von Imaginationen, die ich im Laufe der letzten 20 Jahre durchgeführt habe, bin ich immer wieder auf eine klare Antwort gestoßen: Ja! Exemplarisch seien zwei Imaginationen geschildert, die diese Weisheit in unserer Seelentiefe zur Sprache bringen. Ich beschränke mich in der Darstellung auf das Zentrum der jeweiligen Imagination.

Ein sich als areligiöser Mensch verstehender Geschäftsmann findet sich in der Imagination in einer ihn tragenden Hand (ein Gottessymbol, Symbol der schützenden Liebe) wieder. Sie strahlt unendliche Güte, Geborgenheit, Freundlichkeit aus und vermittelt ihm tiefe innere Freiheit und Gelassenheit. Er fühlt: „Hier ist alles gut." Dann werden diese Gefühle jäh gestört. Aus einem dunklen Tümpel taucht ein bestialisches „Urviech" auf, eine Mischung aus überdimensionalem Dinosaurier, Drachen, Urkrokodil (Symbole für Zerstörung, Aggression, Hass). Es stinkt entsetzlich, stößt übelste Geräusche aus und robbt in eindeutiger Absicht auf die tragende Hand zu. Es will ihn der Hand entreißen und verschlingen. Dieser ansonsten recht unerschrockene Mann bekommt

Angst und kauert sich in der tragenden Hand zusammen. Die ist ihrerseits vollkommen unbeeindruckt von diesem Monster. Weder zieht sie sich zusammen, noch wird sie unruhig, sondern bleibt völlig gelassen an der gleichen Stelle stehen. Dann greift das Tier die Hand an. In dem Moment allerdings, in dem es in sie hineinbeißen will, zerspringt es in tausend Stücke.

Ein ebenfalls eher dem Atheismus zugeneigter Ingenieur treibt in der Imagination verloren im Weltall umher, einsam, verlassen, frierend (Widerspiegelung seines Lebensgefühls). Auch er begegnet der tragenden Hand, die ihn schützend, wärmend und liebevoll aufnimmt. Aus der Tiefe des Alls schießt urplötzlich ein drachenähnliches Ungeheuer auf ihn zu. Kurz vor der Hand kommt es zum Stehen und giert ihn hasserfüllt an. Er verspürt mächtige Angst vor dem Vernichtungswillen dieses Wesens. Aus der Hand heraus hört er ein tiefes, ruhiges Brummen, das immer stärker wird. Dann sieht er, wie aus der Mitte der Hand eine Engelsgestalt herauswächst, riesengroß. Sie bietet dem Monster mit nur einem einzigen Satz Paroli: „Ich war zuerst da." Auf der Stelle beginnt das Ungetüm sich in die Tiefen des Alls zurückzuziehen.

Immer wieder zeigt sich in Imaginationen, dass Dunkelheiten, Monster und hasserfüllte Gestalten die Imaginierenden in Angst und Schrecken versetzen können. Sobald aber das Licht, Feenund Engelgestalten, Wesen der Liebe und Heiler erscheinen, weicht die Finsternis, ziehen sich die destruktiven Phänomene zurück. Sie sind den Kräften der Liebe nicht gewachsen. Von ihrem Licht beschienen, winden sie sich und wenden sich geblendet ab, sie schrumpfen zusammen und verlieren ihre Macht.

Das Neue Testament erzählt davon auf seine Weise. Es berichtet von Jesus, der die bedingungslose Liebe (die von einem schrankenlosen Libertinismus wohl zu unterscheiden ist) gepredigt und vor allem gelebt hat. Damit waren viele Menschen seiner Zeit, gerade auch das geistliche Establishment, nicht einverstanden. Sie drängten ihn, mit seiner Rede aufzuhören, er ließ sich aber nicht beirren. Deshalb wurde er verfolgt und Karfreitag ans Kreuz genagelt. Feindschaft, Angst, Hass schienen über die Liebe gesiegt zu haben. Doch nach Karfreitag kommt Ostern, der Tag der Auferstehung Jesu. Gegen allen Augenschein und das Empfinden von Jesus selbst, der am Kreuz ausrief, „Mein Gott, mein Gott, warum hast Du mich verlassen!", hatte Gott ihn nicht verlassen, sondern ihn durch den Tod hindurch getragen. Karfreitag wird überboten durch Ostern, Symbol für den Sieg der Liebe über Hass und Tod.

Viele heutige Zeitgenossen haben sich aber, weil sie den Zugang zur geistigen Dimension ihrer Existenz verloren haben, von dieser Hoffnung abgeschnitten. Die negativen Folgen sind mannigfaltig. Krankheit und Leid werden zunehmend aus dem Leben gedrängt, sie dürfen kein Teil von ihm mehr sein, was sie doch unabweisbar sind und bleiben werden, aller technischen Entwicklung und allem Fortschritt zum Trotz.

Damit kein Missverständnis entsteht: Wir sollen alles dafür tun, Elend zu verhindern oder zu lindern, und wir sollten jedem zutiefst dankbar sein, der dazu beiträgt. Trotzdem haben wir auf breiter gesellschaftlicher Ebene einen ungesunden Umgang mit Krankheit und anderem Leiden entwickelt. Sie werden zu einseitig als Feinde gesehen, die es unter allen Umständen zu eliminieren gilt: als Feind der Produktivität, des Arbeitsplatzerhaltes, der sozialen Akzeptanz, des Erfolgs, der Lebensqualität, des Sinnerlebens. Kurzum, Schatten werden nicht geduldet. Auf wen sie dennoch fallen, gerät auf die Verliererstraße oder ist bereits ein „Loser" und wird gemieden. Gesundheit und Leidfreiheit werden zu Götzen, die Gesundheitsfürsorge und Wellnessprogramme hin und wieder zu fast bizarren Kulten. Körperliche und psychische Übel führen in die Verzweiflung, werden zur absoluten Lebenskatastrophe, anstatt das zu bleiben, was sie sind: Phänomene, die zum Leben dazugehören und mit denen es umzugehen gilt.

Wie anders hingegen wäre wohl der Umgang mit solchen Problemen, wenn wir Hoffnung auf Erfüllung unseres Lebens „trotz allem" fühlten. Statt das Ungemach als nur zu bekämpfenden Feind zu sehen, würden wir Fragen an es stellen können wie zum Beispiel: „Zu welchem inneren Wachstum fordert mich dieses Übel heraus? Was will es mich lehren? Welche äußeren und inneren Veränderungen verlangt es mir ab?" Und in dieser Urhoffnung hätten wir einen zentralen inneren Grund, der es uns ermöglicht, zu echten, gefühlten, nach vorne weisenden Antworten zu gelangen.

Dies gilt auch für unseren Umgang mit dem Alter. Altern ist für viele Zeitgenossen von einem bestimmten Zeitpunkt an gleichbedeutend mit Abbau, Endstation, Untauglichkeit, Sinnlosigkeit, Leere, Hoffnungslosigkeit und anderen unerbaulichen Gefühlen mehr. Entsprechend würdelos ist häufig der Umgang mit alten

Menschen. Dabei fängt dieser gefährliche Prozess für nicht wenige schon ab dem 30. Lebensjahr an. Andere sind da etwas groß-
zügiger, sie lassen sich bis zum 50. Lebensjahr Zeit.
Diese Negativsicht des Alters beruht ebenfalls auf einer tiefen
Hoffnungslosigkeit. Was aber wäre, wenn die das Leben fundie-
rende Liebe stärker ist als der Tod, wenn dieser nicht das absolut
schwarze Loch am Ende des Lebens, sondern ein Durchgang ist.
Das würde unsere Sicht der letzten Lebensphase grundlegend verändern. Aber wohin sollte der Tod uns führen?
Ich möchte diese Frage wiederum mit einer Imagination beantworten. Sie stammt von einer Frau in beruflich hochverantwort-
licher Position, die mit beiden Beinen im Leben stand und steht.
Wir wollten zum „tiefsten inneren Halt" wandern. Ich schildere
nur das Zentrum der Imagination.

Sie befindet sich am Meer. Neben ihr steht eine Mariengestalt,
die sie schon aus anderen Imaginationen kennt. Diese Gestalt
strahlt annehmende Liebe und große Zuversicht aus. Sie bedeutet
der Imaginierenden, über das Meer zum Horizont zu schauen.
Von dort breitet sich ein sehr helles, fast weißes Licht aus, das
rasch näher kommt. Maria signalisiert ihr, ihm entgegenzugehen.
Nach einigem Zögern tut sie es und spürt, wie das Licht sie gleichsam in die Hände nimmt. Sie schwebt in einem Zustand der
Schwerelosigkeit über dem Wasser und fühlt sich aufgehoben,
(sorgen-)frei, gehalten, getragen. Dann bildet sich in dem Licht ein
Tunnel, fast ein Strudel, der sie anzuziehen beginnt. Ganz klar
aber fühlt sie in sich: „Jetzt noch nicht." Maria bestätigt diese
Wahrnehmung mit ihrem Blick. Sie taucht also nicht in den Tun-
nel ein und bleibt noch längere Zeit in wohligem, schwebendem
Zustand über dem Meer. Dann kommt sie zurück.

Im Nachgespräch ergreift sie die Initiative. Sinngemäß sagt sie:
„Meine Weltanschauung kommt ins Wanken. Ich dachte, ich hätte diese Fragen geklärt. Für Gott war in meinem Weltbild kein
Platz. Das beginne ich seit einiger Zeit anders zu sehen. Ich bin
stark ins Nachdenken gekommen. Das war göttliches Licht. Und
wenn das so ist (damit meint sie die Imaginationserfahrung),
dann habe ich keine Angst vor dem Tod. Er war der Tunnel. Ich
wäre am liebsten durchgegangen. Verstehen Sie mich nicht falsch,
ich lebe gern und will mich ganz bestimmt nicht umbringen. Aber
durch diesen Tunnel in das Licht: das wär's. Da ist alles gut."

Mit der Hoffnung ist aufs Engste das Urvertrauen verbunden. Wir bauen es in der ganz frühen Eltern-Kind-Beziehung auf. Je besser sie gelingt, desto stärker wird dieses Vertrauen sein, je mehr diese erste Verbindung misslingt, desto brüchiger gestaltet es sich. Ebenso stabilisieren spätere gute Partner- und Freundschaften sowie Lebenserfahrungen dieses Gefühl, weniger gute Beziehungen und schlechte Erfahrungen destabilisieren es. Schlimmstenfalls wird Urvertrauen in der Eltern-Kind-Relation gar nicht erst aufgebaut oder es zerreißt durch bestimmte traumatische Erlebnisse. Das alles ist bekannt.

Weniger bekannt scheint zu sein, dass Urvertrauen genauso nachhaltig geschädigt wird, wenn die Menschen von ihrer geistigen Dimension abgeschnitten sind oder sich gegen sie abschotten. Um sich in das zuweilen recht bewegte Meer des Lebens immer wieder neu hineinzuwagen, brauchen wir die Erfahrung des Gehalten- und Getragenseins von etwas Größerem, als wir selbst es sind. Und diese Gewissheit finden Menschen wesentlich in der Tiefe ihres geistig Unbewussten. Dabei gilt: Je mehr die frühe Eltern-Kind-Beziehung verunglückt ist, je ungünstiger die später folgenden Beziehungen verlaufen sind, desto dringlicher ist ein Mensch auf genau diese Erfahrung in dieser Dimension angewiesen. Je mehr sie ausbleibt, desto höher ist die Wahrscheinlichkeit, dass ihm das Leben und die Menschen als Feinde erscheinen, gegen die es sich abzusichern gilt. Das kann von extremer Vorsicht und erhöhtem Sicherheitsbedürfnis, anklammerndem Beziehungsverhalten, pathologischem Misstrauen, präventiver Aggression, Angstneurosen bis hin zum Borderline-Syndrom oder zur Psychose so ungefähr alles bedeuten.

Verlust des Wertegewissens
Jeder Mensch verfügt in seiner geistigen Dimension über ein „praemoralisches" Wertegewissen, wie es Viktor E. Frankl nennt. Diese Erkenntnis ist nicht neu. Schon der Apostel Paulus schreibt im Neuen Testament in seinem Brief an die Römer, Gott habe dem Menschen das Wissen um ihn (und seine Gebote) ins Herz geschrieben. Damit ist gemeint, dass Menschen vor jedweder Erziehung und unabhängig von ihr ein gefühltes Wissen um Gut und Böse, eine innere Ahnung davon haben, was sie tun und besser lassen sollten.

Selbstverständlich handelt es sich hierbei nicht um einzelne kulturell, national, familiär und individuell begründete konkrete ethische Vorschriften und Handlungsmaximen. Es geht vielmehr um sogenannte „Wertuniversalien", ganz grundlegende Leitlinien für menschliches Sein und Handeln. Das sind zum Beispiel das Verbot, einen anderen Menschen zu töten, das Gebot der Nächstenliebe, die Herausforderung, nicht zu lügen, sondern die Wahrheit zu sagen, nicht in fremde (Ehe-) Beziehungen einzubrechen, nicht zu stehlen ... Und wer ehrlich zu sich selbst ist, wird ohne Weiteres zugeben, dass auch er all das in seinem Gewissen spürt und deshalb weiß.

Wir sind dabei, den gefühlten und gelebten Zugang zu dieser Dimension zu verlieren. Nicht von ungefähr ist der Werteverlust in unserer Gesellschaft ein hochaktuelles Thema. Präziser müsste man wohl von einer Werteverschiebung sprechen. Dem Menschen als einem geistigen Wesen entspricht die Ausrichtung auch auf anderes und nicht nur auf sich selbst. Er kann sich von sich selbst distanzieren und transzendieren. Er ist kein Egoist, sondern ein auf Verbundenheit angelegtes soziales Wesen, in dessen Mitte die Liebesfähigkeit steht. Diese stellt das Psychische und Physische in ihren Dienst, nutzt und bündelt deren und ihre eigenen Kräfte mit der Intention, Leben – und zwar nicht nur das eigene, sondern das gesamte – gelingen zu lassen.

Verkürzt man den Menschen um das Geistige und reduziert ihn auf einen biopsychischen Mechanismus, verliert der Einzelne und in Folge dessen auch die Gesellschaft diese Ausrichtung, weil die geistige Steuerung fehlt. Folgerichtig übernehmen die anderen beiden Dimensionen die Federführung. Und dann gilt das Faustrecht, das Recht des Stärkeren, der Machtinstinkt, die Aussortierung des Schwachen, die Gier, denn: der Trieb kennt keine Moral, er ist wertblind – und nimmersatt. Er nimmt sich, was er kriegen kann, setzt sich durch, vernichtet das, was ihm im Wege steht. Er ist Jäger und von sich selbst Gejagter und Getriebener zugleich.

So kommt die Grundausrichtung eines Menschen, der den gefühlten Kontakt zu seinem Wertegewissen verloren hat, zunächst mächtig ins Trudeln, bis sie schließlich eine neue Richtung und ein neues Ziel gefunden hat: das eigene Ich. Wert hat für mich nur noch, was mir nützt und mich weiterbringt. Der Aufschrei des Gewissens angesichts dieser rücksichtslosen Haltung bleibt aus, präziser: er wird nicht mehr wahrgenommen, sondern verdrängt. Damit hat sich die ursprünglich gesunde und wesenhafte Blickrichtung eines Menschen genau um 180 Grad gedreht. Statt auf das Gesamte des Lebens und dessen Gelingen ausgerichtet zu sein, ist er jetzt nur noch auf sich selbst bezogen. Er sieht nicht mehr die anderen und sich, sondern zunehmend nur noch sich, sein Leben, seine „Lieben", seine Wünsche, seine Befriedigung, sein Fortkommen, seine Gesundheit, seine Bedeutung und Geltung. Im Fokus seiner Aufmerksamkeit steht nur noch er selbst. Der gesamte Rest der Welt ist ihm bestenfalls egal, schlimmstenfalls sein Feind. Dass er sich und seine Kinder auf längere Sicht mit dieser Lebenshaltung vernichtet, weiß er zwar theoretisch, es schert ihn aber nicht wirklich.

Der Theologe und Reformator Martin Luther hat das den „homo incurvatus in se ipsum", den „in sich selbst verkrümmten Menschen" genannt und ihm nichts Gutes prophezeit. Ebenfalls aus gleichsam himmlischer Perspektive erzählte der deutsche Astronaut Thomas Reiter in einem Interview mit Maria von Welser im NDR, man könne bereits mit bloßem Auge aus dem Orbit heraus die fortschreitende Zerstörung der Erde so deutlich sehen, dass einem Angst und Bange werden könne. Damit meinte er zum Beispiel die Schneisen in den aus reiner Profitgier abgeholzten Wäldern, den grünen Lungen unserer Erde.

Die Folgen dieser Werteverschiebung sind sehr vielfältig, sie lassen sich gar nicht alle aufzählen. Im individuellen Bereich äußern sie sich beispielsweise in Abgestumpftheit und Teilnahmslosigkeit an den Nöten anderer und einer Gleichgültigkeit dem gegenüber, was das Leben um einen herum braucht, damit es gelingen kann. Rücksichtnahme auf andere gilt als psychisch verklemmt. Man folgt vielmehr seinem Bauchgefühl und meint allen Ernstes, unehrlich zu sein, wenn man das nicht täte. Dass es auch ein Herzensgefühl gibt, ist weitgehend unbekannt. Mitgefühl mit anderen ist zu teuer, kostet zu viel Zeit. Dabei geht es keinesfalls nur um die großen, sondern auch um die ganz kleinen Situationen des Alltags. Ich denke an den Autofahrer, dem es egal ist, ob ein Fahrradfahrer naht, wenn er seine Autotür öffnet, und sich auf dessen Protest hin lediglich achselzuckend wegdreht. Oder an den durch die Kaufhaustür gehenden Menschen, der nicht im

Traum auf die Idee kommt, für den ihm Folgenden die Tür aufzu-
halten und der es dann noch nicht einmal bemerkt, wie dem anderen die wieder zuklappende Tür fast gegen den Kopf geschlagen
wäre. Gemeint ist auch die Gleichgültigkeit, mit der die meisten
Menschen im Bus sitzen bleiben, obwohl sie die alte Frau sehen,
die den Platz dringend bräuchte.

Geradezu erschreckend ist das Ergebnis des sogenannten
„Jericho-Jerusalem-Experiments". Man ließ zehn Theologiestu-
denten (!) eine Studie über die Geschichte vom barmherzigen
Samariter schreiben. Nachdem die Zeit abgelaufen war, sagte man
ihnen, sie müssten die Ausarbeitungen nun sehr schnell in ein
nahe gelegenes Gebäude bringen, sonst könne die Arbeit leider
nicht gewertet werden. So eilten sie nach Beendigung ihrer Auf-
sätze nacheinander von einem Gebäude zum anderen. Der Weg
war kurz. Dabei stießen sie auf einen am Boden liegenden Mann,
der in Not zu sein schien. Er bat die Studenten, ihm doch sein
Herzmittel zu reichen. Er habe einen Herzanfall, sein Medikament
sei in der rechten Jackentasche. Nur zwei von den zehn Studie-
renden nahmen sich Zeit für ihn. Dass dieser Mann ein eigens für
diesen Test verpflichteter Schauspieler war, wussten sie nicht. Die
eigentliche Prüfung war nicht das Schreiben der Abhandlung, sondern das tatsächliche Verhalten dem Hilfesuchenden gegenüber.

Ebenso ist in vielen Elternhäusern geradezu eine Erziehung
zum Egoismus zu beobachten. „Ist er nicht tough, der Kleine",
freut sich eine Mutter im Kindergarten über ihren Sprössling, der
einem anderen gerade etwas wegnimmt und freudestrahlend
davonläuft. „Der hat's ja faustdick hinter den Ohren." Das gilt als
durchsetzungsstark. Das ist es, was man für das Leben braucht.
Auf ihr Verhalten angesprochen, reagiert sie abwehrend: „Das
müssen die Kleinen schon unter sich regeln." Damit bringt sie
allerdings nur ihr Desinteresse an einem wirklichen Engagement
zum Ausdruck, aus dem heraus sie ihrem Kind bestimmte Grenzen setzen müsste. In der Schule gilt so ein Verhalten dann als
cool, später im Beruf als karrierefördernd. Der einzige Unterschied
zum Kindergarten ist der, dass man auf dem Weg nach oben dazu-
lernt und seinen Egoismus hinter vielerlei Masken besser tarnt.

Ein Geschwisterkind dieser Haltung ist der Narzissmus. Sich
in Szene zu setzen, sein Image zu pflegen, bedeutsam zu sein –
das sind Primärwerte, die das Verhalten vieler Zeitgenossen

bestimmen. Dazu sind fast alle Mittel recht. Ob die Wahrheit und die eigentliche Aufgabe dabei vernachlässigt werden oder sogar auf der Strecke bleiben, ist egal. Was zählt, sind Verpackung und Präsentation. Ob auch drin ist, was draufsteht, ist nicht so wichtig. Falls doch etwas herauskommt, was den Glanz zu trüben droht, wird gelogen, dass sich die Balken biegen. So geht, vornehm ausgedrückt, Schadensbegrenzung.

Hört und schaut man in den Spiegel des öffentlichen Lebens, zum Beispiel in Nachrichtensendungen oder Tageszeitungen, stiert einen die Werteverschiebung unverhohlen an. Man kann regelrecht starr werden ob all dessen, was man liest, sieht und hört. Der Eindruck, dass zumindest für einen nicht unerheblichen Teil unserer sogenannten geistigen Elite (!) in Wirtschaft und Politik außer dem eigenen Profit, dem Machterhalt und der eigenen Geltung kaum noch irgendwelche Wertmaßstäbe zu gelten scheinen, verheißt nichts Gutes.

Viele – zum Glück aber keineswegs alle – Manager fühlen sich nur noch ihren Aktionären und sich selbst verpflichtet, dem Gemeinwohl und dem der Mitarbeiter kommt, wenn überhaupt, nur untergeordnete Bedeutung zu. So wurde im Rundfunk darüber berichtet, dass sich sowohl Patienten als auch Mitarbeiter eines großen Klinikenbetreibers über die miserablen Zustände in den Häusern beklagten. In seiner Antwort ging der Pressesprecher des Unternehmens gar nicht auf diese Problematik ein, sondern wiederholte monoton: „Die Klinik schreibt schwarze Zahlen. Wir stehen gut da."

Ein Insider erzählte mir vor Kurzem: „Die Führungsetagen in großen Firmen sind wie Haifischbecken." Angesichts eines solchen Vorbildverhaltens dieser angeblichen Speerspitzen unserer Gesellschaft muss man sich nicht darüber wundern, wenn der Rest dieses Verhalten nachahmt.

Anlässlich einer Automesse wurde ein hochrangiger Mitarbeiter eines Autobauers vor einiger Zeit in einer großen Tageszeitung zitiert: „Das Thema CO2 ist platt gefahren." Damit meinte er wohl, nun sei es genug des Geredes um Umweltzerstörung und Klimaschutz. Man sollte doch lieber wieder zur Realität zurückkehren. Empört wandte ich mich an den Konzern. Eine Kundenbetreuerin, deren Aufgabe in der freundlichen Abwimmelung von kritischen Verbrauchern zu bestehen schien, nahm nach langem Warten meine Anfrage auf. Ich würde schriftlich Antwort erhalten. Was ich tatsächlich bekam, war ein Werbeschreiben, in dem der große und bedeutsame Beitrag dieser Firma zum Umweltschutz gepriesen wurde. Eine Antwort auf meine Frage, wie denn die Äußerung des Mitarbeiters zu verstehen sei, erhielt ich nicht.

Immer wieder werden Finanzskandale aufgedeckt, in denen Menschen aus Wirtschaft und Politik – die eigentlich Vorbilder für uns alle sein sollten – Betrügereien entweder zugunsten ihrer Partei, ihrer Firma oder auch zu ihrem eigenen Vorteil begangen haben. Das ist an sich schon erschütternd genug.

Noch bedrückender ist aber die Art und Weise, wie die meisten von ihnen auf die Aufdeckung solcher Affären reagieren. Anstatt zu ihrer Schuld zu stehen und sie zu bereuen, wird weiter gelogen, vertuscht und betrogen. Nur das Unwiderlegbare wird zähneknirschend zugegeben. Und auch da wird lediglich ein „Fehler" eingestanden. Der echte Name für ein solches Verhalten ist schlicht und ergreifend Betrug.

Dass nur das wirkliche Bekennen der Schuld echte Reue ermöglicht und diese wiederum die Voraussetzung für tief gehende und nachhaltige Veränderung schafft, ist diesen Menschen entweder unbekannt oder aber völlig egal. Letzteres scheint mir wahrscheinlicher zu sein. Es geht ihnen gar nicht um Veränderung, sondern einzig und allein um sich selbst, ihr Image, ihre Euros, ihre Dollars. Mit welchen Mitteln und von wem sie sie sich zusammengerafft haben, interessiert sie nicht.

Besonders alarmierend ist aber Folgendes: Man kann solche Meldungen in den Nachrichten schon gar nicht mehr hören. Sie gehören zur Normalität! Man regt sich auf, das Gemüt bleibt eine Weile erhitzt, dann geht man wieder zum Tagesgeschäft über. Eine Woche später kommt der nächste Skandal und so geht das weiter. Die Gefahr der Abstumpfung und Resignation ist groß. Was soll man denn machen? In der Politik werden bestenfalls Untersuchungsausschüsse eingesetzt, am Ende steht ein irgendwie gearteter Kompromiss, in der Wirtschaft werden teure Anwälte bestellt, die es meistens wieder richten. Ernsthafte Konsequenzen, die sicherlich ihren Teil zum Umdenken beitragen würden, folgen für die Betroffenen häufig nicht. Der politische und juristische Wille, diese Menschen zu einem wirklichen Umdenken bewegen zu wollen, scheint zu fehlen.

Der Journalist Hans Leyendecker fordert in seinem Buch „Die große Gier" eine neue Moral, zu Recht! Damit nun keine Missverständnisse entstehen: Das Problem zum Beispiel bei der Umweltzerstörung, die im Wesentlichen auf der oben geschilderten Habsucht beruht, sind keineswegs nur „die da oben." Wenn „die da unten" wirklich anderen Geistes wären, würden sie so manches Spiel nicht mitspielen. Das Problem sind nicht nur die Flugzeug- und Autobauer, sondern ebenso die Fluggäste, die Autofahrer, die Verbraucher. Nach der verheerenden Flut an den Elbufern im Jahre 2002 wurde viel diskutiert, wie man künftigen Katastrophen vorbeugen könnte. Höhere Deiche, Überflutungsflächen, Entgradigung der Flüsse, bessere Technologien, neue Grenzwerte für Abgase – in diese Richtung gingen die Lösungsvorschläge. Sie sind zwingend notwendig auf der einen und mit absoluter Sicherheit unzureichend auf der anderen Seite. Es ist naiv zu meinen, all die nun genannten Schwierigkeiten, deren vollständige Aufzählung Bibliotheken füllen würde, ließen sich nur durch bessere Technik, Gesetze et cetera bewältigen. Das wirkliche Problem wird so nicht gelöst. Es sitzt am anderen Ende der Leine, das ist nicht der Hund, sondern der Halter. Wir selbst sind es! Präziser: Das ist der nicht schicksalhaft notwendige, sondern von uns herbeigeführte und zugelassene Zustand geistiger Verwahrlosung. Oder wie der bekannte Franziskanerpater Anselm Grün es einmal sinngemäß in einem Vortrag in der Hamburger Michaeliskirche formuliert hat: Es sind die „trüben inneren Quellen", aus denen wir fischen, die uns das Leben schwer machen und es zu verderben drohen. Ihre Namen sind die nun schon mehrfach Genannten: inneres Frieren, Sinnleeregefühle, Macht- und Geltungsstreben, Gier und noch manches mehr.

Der eigentliche Grund der geistigen Verwahrlosung

Im Neuen Testament wird erzählt, der Teufel habe Jesus versucht, indem er ihm alle Königreiche der Welt samt all ihrer Macht, Schätze und Herrlichkeit angeboten habe (Matthäus 4,1–11). Er müsse ihn nur anbeten. Jesus widerstand dieser Versuchung. In der Mitte seines Wertegewissens stand die Liebe und deren Quelle, der er sich zutiefst verbunden fühlte. Er ließ sich nicht korrumpieren. Unabhängig davon, wie jeder Einzelne von uns Jesus verstehen will – als den Sohn Gottes, als Propheten oder als einen zutiefst liebevollen, weisen und wahren Menschen –, diese Geschichte hat uns auch heute viel zu sagen. Worum geht es in ihr? Keineswegs, wie es auf den ersten Blick scheinen könnte, um die Dämonisierung des Materiellen. Das ist an sich weder gut noch schlecht, es ist einfach da. Es dreht sich vielmehr darum, nicht auf die falsche Stimme in uns zu hören und unsere Seele an sie zu verkaufen. Darauf will der Teufel ja hinaus: Wirf dich vor mir nieder und bete mich an, dann gebe ich dir alle Reichtümer, die du begehrst.

Aber wer ist der Teufel? Was können wir in unserer Zeit mit der Rede von ihm noch anfangen? Kein Mensch glaubt mehr, dass er nächtens durchs Fenster kommt oder im dunklen Wald auf uns wartet, um uns anzufallen.

Schaut man in den griechischen Originaltext des Neuen Testamentes, so ist in dieser Geschichte vom „diabolos" und vom „satan" die Rede. „Diabolos" bedeutet übersetzt Verleumder, „satan" heißt Widersacher.

Den Teufel wird man als Symbol, also als eine verbildlichte, im Bilde zur Sprache gebrachte Energie in uns verstehen dürfen. Nein, sie ist keine reale Person und hockt lauernd auf Bäumen. Sie ist aber wirklich und intentional und sitzt in uns selbst. Dabei hat sie ein sehr bestimmtes Ziel, sie will Leben zerstören, indem sie verleumdet.

Wen oder was aber verleumdet diese Kraft? Die Wahrheit! Welche? Der „diabolos" verleumdet die Wahrheit, die wir in den wechselnden Situationen unseres alltäglichen Lebens in der Tiefe unseres Wertegewissens spüren können. Der „diabolos" stellt in Abrede, dass wir zutiefst gewollte und geliebte Menschen sind. Er will uns davon abhalten zu glauben, dass unser Leben in einem liebevollen, uns schützenden und tragenden Sinngrund aufgehoben ist. Und in der Tat hat der „diabolos" schwerwiegende Argumente in der Hand. Wie passen ein guter Lebensgrund, in dem wir aufgehoben sind, und das Elend dieser Welt zusammen? Ich möchte diese Frage hier zunächst stehen lassen, weil ich im Zusammenhang eines späteren Kapitels gesondert darauf eingehen werde. Und weil dem Verlust des Gewissensbezugs in unserer heutigen Gesellschaft ein ganz besonderer Stellenwert zukommt, will ich ebenfalls in einem Extrateil Hilfen aufzeigen, wie wir wieder zu unserer ganz eigenen, echten Gewissensstimme zurückfinden und diese von manch anderen Stimmen in uns unterscheiden lernen können. Der wirkliche Grund für die geistige Verwahrlosung ist der „diabolos", der Verleumder der Wahrheit, der in der Tiefe eines jeden von uns sein Unwesen treibt. Nun mag man einwenden, dass das alles doch sehr merkwürdig und etwas märchenhaft klingt. Stimmt, die Märchen erzählen auf ihre Weise auch vom „diabolos", von den bösen Hexen, die listig auf falsche Wege locken, damit die Getreuen im Moor versinken. Sie kennen auch die bösen Zauberer, die den Geist verwirren, damit die Aufrechten und Wackeren im Verderben untergehen. Nur sind die Märchen keinesfalls nur „Märchen". Sie teilen uns auf ihre Weise und in ihrer Sprache Grundwahrheiten über uns und unser Leben mit.

Wie aktuell und wahr die Rede vom „diabolos" ist, möchte ich schließlich anhand einer Imagination zeigen. Ein kurz vor dem „Ausbrennen" stehender leitender Angestellter kam zum Gespräch. „Ich muss die Notbremse ziehen. Da geht sonst sehr bald gar nichts mehr", sagte er. Seit Längerem leide er unter Schlafschwierigkeiten. Er könne zwar noch schlafen, aber immer weniger tief und erholsam. Morgens wache er sehr früh auf, sei den Tag über müde. Sein Herz sei zwar gesund, das habe er abklären lassen, stressbedingte Rhythmusstörungen gebe es trotzdem. Seit einiger Zeit quäle ihn auch ein Tinnitus. Der werde zuweilen so laut, dass er leise sprechende Menschen kaum noch hören könne. Von Nacken- und Rückenschmerzen wolle er gar nicht erst erzählen. Die sind schon lange seine treuen Begleiter, an die habe er sich gewöhnt. Im Prinzip mache ihm die Sache schon Spaß und auf seinen Lebensstandard wolle er auch nicht verzichten. Wozu habe er schließlich an einer Eliteuniversität im Ausland studiert. Nach oben wolle er, bekannte er sinngemäß und ehrlich. Nur – seine Gesundheit mache ihm Sorgen. Wie es zu erwarten war, zeichnete sich sein Arbeitsalltag durch eine extrem hohe Belastung und zeitliche Intensität aus.

Ich möchte hier nicht den Verlauf dieser Gesprächsreihe nachzeichnen, sondern lediglich eine für unseren Zusammenhang bezeichnende Imagination schildern. Ich schlug ihm vor, wir sollten seine eigene Seele fragen, was ihn in seiner Arbeit so antreibe, dass er krank zu werden drohe. Er willigte ein. Das Ziel der Wanderung nannten wir: „Zu dem, was mich treibt." Schon bald nach der Entspannungsübung kamen die Bilder. Zunächst fand er sich in seinem Firmenbüro wieder. Er saß am Schreibtisch über den Akten und arbeitete. Das war alles. Ich bat ihn in Ruhe abzuwarten, doch es kam nichts weiter. Er wurde schon ungeduldig, weil ihm die Sache nicht effizient genug war, als sich plötzlich etwas Merkwürdiges zeigte. „Da qualmt es", bemerkte er erst beiläufig, dann sichtlich bewegter. „Da ist Rauch im Raum." Er möge bitte versuchen zu erahnen, woher der komme. Er schwieg eine Weile, dann: „Mitten aus den Akten!" Ich forderte ihn auf, in deren Mitte zu schauen und darauf zu warten, was sich zeigen wolle. „Völlig verrückt", bemerkte er nach einiger Zeit, „ich bin jetzt in einem Kellerraum oder so etwas Ähnlichem." Ob er diesen Ort beschreiben könne? „Nichts Besonderes, dunkel hier, kann nicht viel erkennen." Er schwieg. „Aber ich höre etwas – da wimmert es in einer Ecke." Er solle weiter in die Ecke hören, aus der das Geräusch komme, und dann hinschauen. „Da ist nichts. Es wimmert nur."

Nach einer Weile: „Da ist einer angekettet." Auf meine Bitte hin ging er näher heran und sah nun deutlicher: „Dort hockt ein Mann in Fesseln. Mein Gott, der ist ja völlig zerschlagen." Nur weiter hinsehen und warten! Die Eindrücke verdichteten sich. Was diese armselige Gestalt in ihm auslöse, wollte ich erfahren. „Ekel", war die spontane Antwort. Und sonst? „Ist eine ziemlich erbärmliche Kreatur." Ein weiteres Gefühl kam nicht in ihm auf.

Ob er einmal mutig sein wolle, fragte ich ihn. „Ja." Er könne diese Gestalt bitten, dass sie ihm zeigen möge, von woher die Ketten kommen. Er äußerte zwar seine Zweifel, ob das überhaupt ginge, aber er wollte es tun. Schon bald setzte sich der eben noch gefesselte Mann in Bewegung und führte ihn in das Dunkel des Kellerraumes. Der wandelte sich zu einer Höhle, kalt, unwirtlich, feucht. Wie er sich auf dem Weg fühle, fragte ich ihn. „Unbehaglich, aber es geht." Er solle der Gestalt weiter unbeirrt folgen. Nach längerer Zeit sah er von Ferne etwas schimmern. Es sei aber nichts Genaues zu erkennen. Er möge auf dieses Etwas zugehen! Es wurde deutlicher. Zunächst stellte sich ein Geruch ein. „Das stinkt hier nach Schwefel", sagte er und dann: „Da ist ein ganzer Schwefelsee." Er möge so nah wie möglich herangehen und nur in die Mitte des Sees schauen. „Da springt so eine Art Teufel immer wieder rein und raus." Schweigen, dann: „Mein Tinnitus wird ziemlich

laut." Ich bat ihn, trotzdem weiter hinzusehen. Das Bild veränderte sich nicht, dafür aber hörte er etwas: „Der verhöhnt mich! Der
lacht ganz widerlich. Ich will hier weg."
Ich ermunterte ihn zu bleiben, jetzt aber genau in die entgegengesetzte Richtung zu gucken. Es dauerte etwas, dann sagte
er: „Da wird es hell." Er solle jetzt nur noch in die Helligkeit blicken. Stück für Stück begann er sich zu entspannen, es wurde ihm
wieder wärmer. Ob er irgendetwas erkennen könne, fragte ich ihn.
„Ja", sagte er sichtlich ergriffen. „Da ist ein ganz gütiges Gesicht,
nur ein Gesicht." Er möchte sich ihm bitte zuwenden und
anschauen lassen. Es dauerte nicht lange, bis er vermehrt zu
schlucken anfing, weil er versuchte, die aufsteigenden Tränen zu
unterdrücken. Ich empfahl ihn, alles kommen zu lassen, was kommen will – und dann ließ er sich los und begann bitterlich zu weinen. „Das tut so gut, der Druck lässt nach, das tut so gut ..." Er
blieb noch einige Zeit bei diesem Gesicht und kam dann – ziemlich durcheinander und aufgelöst – aus der Imagination wieder
zurück. Nach einigen Minuten hatte er sich allerdings wieder
„unter Kontrolle", wie es sich für einen leitenden Angestellten ja
auch gehört.

Im Nachgespräch begriff er sehr bald, diese angekettete
Gestalt war er selbst. Auch konnte er sehen, wie unbarmherzig er
mit dieser Not leidenden Seite in sich selbst umging. Er fand sie
nur eklig. „Und was war das mit dem Teufel und dem Schwefelsee?", fragte er. „Vielleicht ist die Rede vom inneren Gegenspieler
ja doch kein Märchen. Und möglicherweise hat er uns umso mehr
im Griff, je weniger wir ihn kennen", entgegnete ich. „Und das
Gesicht?" – „Kann ja sein, dass es in der Tiefe des Lebens tatsächlich so etwas wie Güte gibt." Aber er möge sich doch selbst
einmal seine Gedanken machen.

Nein, der Teufel, vom dem die Versuchungsgeschichte Jesu
handelt, sitzt sicher nicht auf Bäumen im Wald. Und die bösen
Hexen und Zauberer aus den Märchen, die sicherlich nicht identisch mit dem „diabolos" sind, aber als Analogien verstanden werden dürfen, wohnen nicht in irgendwelchen dunklen Ecken oder
Spalten. Diese energetische Wirklichkeit, die Leben zerstören will
und in all diesen Symbolen beschrieben wird, ist vielmehr tief im
Leben selbst verwurzelt. Wir stoßen auf sie in unserer eigenen
Seele – genau wie auf den Gegenpol der Güte und Liebe.

Warum aber sollen wir uns über all das eben Geschilderte überhaupt Gedanken machen? Weil die Quellen, aus der die geistige
Verwahrlosung fließt, sehr tief liegen. Täten sie es nicht, würden
wir ihrer schon längst Herr geworden sein. Es handelt sich um
kein oberflächliches Phänomen. Seine Wurzeln hat es in einer
Energie, die in der Tiefe des Lebens selbst und somit auch in
jedem von uns vorhanden ist. Sie will Leben zerstören und geht
dabei, im Bilde gesprochen, sehr listige Wege. Ihr steht das Licht gegenüber, die Kraft der Liebe. Sie ist die
Stärkere. Nur: Wir müssen uns nach ihr ausstrecken, sie suchen.
Tun wir es nicht, verlieren wir den Kontakt zu ihr und fallen der
anderen Kraft in die Hände.

Wer sich nun fragt, ob das alles nicht doch etwas zu abwegig
ist, sei auf Folgendes verwiesen: Schon die Märchen und Mythen
erzählen von diesen beiden Grundkräften im Leben, wenn sie von
den bösen Riesen und anderen dunklen Gestalten auf der einen
und den guten Feen auf der anderen Seite sprechen. Und auch die
Hochreligionen dieser Welt kennen diesen Gegensatz. Ebenso
erzählt auch unser eigenes Unbewusstes uns mithilfe seiner Bilder, denen wir in Träumen und Imaginationen begegnen können,
viel darüber. Wir müssen seine Sprache und Botschaft nur ernst
nehmen.

Je mehr Menschen die Beziehung zu ihrer geistigen Dimension
verlieren, je weniger sie also die inneren Erfahrungen eines letzten
Sinngrundes, eines Verbundenseins mit ihrem echten Wertegewissen, eines unbedingten Geliebtseins und von Urhoffnung und
Urvertrauen machen, desto höher ist die Wahrscheinlichkeit, dass
sie ihr Herz verschließen. Auf körperlicher Ebene führt so etwas
bekanntlich zum Herzinfarkt, auf psychischer Ebene zum Tod im
Leben. Sie tun das, weil es ihnen als die einzige Möglichkeit
erscheint, ihr Leben aushalten zu können.

Die einen wählen dann den eher defensiven Weg. Sie igeln sich
ein, ziehen sich immer mehr vom Leben, das um sie herum statt-
findet, zurück, übernehmen keine Verantwortung mehr. Sie versuchen, so gut wie eben möglich, durchzukommen, ihre Zeit rum-
zukriegen. Der Blick für den anderen wird schmaler, weil die eigene Last zu groß ist. Da kann man sich nicht auch noch mit den
Problemen der anderen belasten. Sie verschließen ihre Liebesfähigkeit, aus der heraus sie den anderen auch lieben könnten, und

verbrauchen viel Energie für die Aufrechterhaltung des Notwendigsten in ihrem eigenen Leben. Sie drehen sich zunehmend um die Achse des eigenen Unglücks und fühlen sich immer mehr als Opfer der „unguten Umstände", geben ihnen die Schuld an ihrem Ungemach. Dass auch sie trotz allem über innere Freiheit und Gestaltungsmöglichkeiten verfügen, spüren sie immer weniger. Diese verdunkelte Selbstsicht verstärkt die pessimistische Weltsicht. Resignation, Verbitterung, innere Lähmung breiten sich aus. Die körperlichen Abwehrkräfte nehmen ab, die Anfälligkeit für körperliche Krankheiten verstärkt sich. Das Gleiche gilt für den psychischen Bereich.

Andere gehen den eher offensiven Weg. Abgekoppelt von ihrer geistigen Dimension verlieren sie die Ehrfurcht vor dem Leben. Selbstherrlichkeit und Hochmut sind die Folgen. Profit zu machen, mehr Leistung pro Leben zu bringen und den Gewinn zu maximieren, bestimmen die Regeln. Dankbar für das Geschenk und Wunder des Lebens zu sein, seine Kostbarkeit zu spüren, es pflegen, fördern und behüten zu wollen, wird als altmodische Ansicht abgetan.

Die konkreten Begleiterscheinungen der nun skizzierten Grundhaltungen sind uns allen hinlänglich bekannt. Sucht und Depression sind zu Massenphänomenen geworden, auch andere psychische Störungen nehmen rasant zu. Soziale Kälte, Rücksichtslosigkeit, Ellenbogenmentalität, ungebremster Egoismus, ausufernder Narzissmus prägen immer häufiger den Umgang der Menschen untereinander. Damit aber nicht genug, all das wird fast als normal angesehen, anders kommt man im Leben nicht durch.

Und ebenso wie im Miteinander wird auch für die Umwelt und unseren Planeten keine Verantwortung mehr übernommen. Sie wird auf andere geschoben. Selbst aktiv zu werden ist zu lästig, zu unbequem und wird als sinnlos empfunden.

Nachdem in diesem Kapitel die Folgen einer geist-losen Lebensführung beschrieben worden sind, möchte ich mich im Folgenden dem Phänomen der Spiritualität widmen. Es soll zunächst nach den Gründen ihrer Aktualität und ihrem Wesen gefragt werden. Sodann wird gezeigt werden, dass Spiritualität/Religiosität positive Auswirkungen auf die Gesundheit haben. Schließlich soll eine Verhältnisbestimmung von Psychologie und Spiritualität/ Religiosität vorgenommen werden.

Spiritualität: Der Hunger nach der geistigen Dimension

Das Bedürfnis nach Spiritualität

Seit einiger Zeit ist gerade in der westlichen Welt ein immer stärker werdendes Interesse an Spiritualität zu beobachten. Das gilt besonders für die USA, zunehmend aber auch für das säkular geprägte Europa. Ohne Übertreibung darf man hier von einem regelrechten Massenphänomen sprechen.

Der zentrale Grund dafür liegt in der geistigen Verwahrlosung westlich geprägter Zivilisationen. Ihre destruktiven Folgen rufen eine Gegenbewegung auf den Plan. Immer mehr Zeitgenossen haben genug davon, nur als biochemische Verbrennungsprozesse, narzisstische Systeme oder Verhaltensbündel verstanden und behandelt zu werden. Es wächst die Erkenntnis, dass Leben mehr ist als nur Technik, Wirtschaft, Gewinn, Geld, Leistung, Erfolg, Macht und Materielles. Denn aller medizinische, technische und wirtschaftliche Fortschritt kann auf die ganz grundlegenden Anliegen, die Menschen seit jeher bewegen, keine Antworten geben. Das sind zum Beispiel die Fragen nach einem letzten Sinn, dem Wozu des vielfältigen Leidens, nach der (oft nicht zu spürenden) Gerechtigkeit im Leben, nach dem, wohin unser Leben im Tod geht. Ebenso lässt sich unser Hunger nach Liebe nicht durch Medizin, Wirtschaft und Technik stillen.

Offensichtlich irrten Sigmund Freud, Karl Marx, Lenin, Albert Ellis und andere, die in der Religion ein überholtes und schädliches Relikt menschlicher Entwicklung sahen, das man am besten abschaffe. Unbenommen ist natürlich, dass Religion, wie alles andere auch, missbraucht und gegen das Leben gewendet werden kann. Man kann Menschen mit ihr unterdrücken und beherrschen, ihnen Schuldgefühle vermitteln, die Lebensfreude abspenstig machen, eine schräge Sexualmoral propagieren, sie entmündigen, zum Glauben an unverständliche Dogmen zwingen und manch anderes Ungute mehr anstellen. Nur spricht all das nicht gegen die Religion, sondern lediglich gegen ihren Missbrauch. Die genannten Religionskritiker verwechseln die Zerrform mit dem Eigentlichen und schütten in ihrer Kritik das Kind mit dem Bade aus. Der Schaden, der durch diese undifferenzierte Diffamierung des Religiösen angerichtet worden ist, steht dem Schaden, der durch eine missverstandene Religion entstanden ist, in nichts nach. Er hat nur andere Gesichter. Einige seiner Facetten habe ich im Kapitel über die geistige Verwahrlosung geschildert.

Viel überzeugender ist da die Haltung von Carl Gustav Jung zum Religiösen, der aus der Gesprächserfahrung mit seinen Patienten heraus die religiöse Einstellung eines Menschen als dessen eigentliches und grundlegendes Problem erkannte.

Obwohl nun die großen institutionalisierten Religionen wie etwa das Christentum durchaus Antworten auf die bohrenden Fragen vieler Zeitgenossen geben können, haben sowohl die evangelische als auch die katholische Kirche es zunehmend schwerer, die Menschen zu erreichen. Die Zahl der Kirchenaustritte nimmt stetig zu, die Gottesdienste sind häufig auch nicht gerade üppig besucht, die jüngere Generation wächst, wenn überhaupt, nur spärlich nach und die Anzahl derer, die lediglich nominell und als Steuerzahler mit der Kirche verbunden sind, ist ebenfalls erheblich.

Gründe für diese Abkehr dürften neben der Angst vor den genannten Verzerrungen des Religiösen die zunehmende Individualisierung und Pluralisierung unserer Zeit sein. Man will sich nicht mehr vorschreiben lassen, was man zu glauben hat, sondern seine eigene Spiritualität kreieren. Ebenfalls beklagen nicht wenige Menschen die mangelnde Erlebbarkeit der kirchlichen Botschaft, was in einer Erlebnisgesellschaft natürlich ein Problem darstellt. Mit Erlebbarkeit ist dabei das ganzheitliche, nicht nur kognitive, sondern auch sinnliche, körperliche, psychische Spüren, Fühlen, Erfahren dessen, was man hört und glaubt, gemeint. Eine Alternative zu den Kirchen ist für viele Menschen deshalb heute die Spiritualität geworden.

Was ist Spiritualität?

Der Begriff „Spiritualität" ist mehr als schillernd. Was spirituell ist, definiert im Großen und Ganzen jeder für sich selbst. Spötter behaupten deshalb, in unserer Zeit könne vom Fahrradfahren über den Waldspaziergang, das Shoppen, den Wellnesskult bis hin zur tiefen inneren Andacht so ungefähr alles als spirituell bezeichnet werden. Doch dieser Spott wird echter Spiritualität nicht gerecht, er verkennt ihr Anliegen und Wesen. Sie ist keinesfalls ein bloßer Tarnbegriff für säkular ausgerichteten Erlebnishunger. Ebenso hat sie nichts mit Spiritismus, Esoterik, Okkultismus, mysteriösen Ereignissen wie der (vermeintlichen) Sichtung von Ufos oder Wahrsagerei zu tun. Da sie kein präzise definierter Begriff ist, kann man mit ihr natürlich auch all das verbinden. Ernsthafte Spiritualität aber meint etwas völlig anderes.

Sofern Menschen in den von mir geleiteten Therapie- und Beratungsgesprächen und Seminaren von sich aus auf das Thema Spiritualität zu sprechen kommen – und sie tun es – meinen sie damit all die Phänomene, die der geistigen Dimension zugeordnet sind. Spirituell sind für sie Fragen wie die nach Gott oder dem Transzendenten, einem letzten Halt und einer letzten Geborgenheit im Leben, dem Sinn des Leidens und dem Sinn des Lebens, nach dem, was vor der Geburt war und nach dem Tod sein wird. Als spirituelle Erfahrungen bezeichnen sie auch das intensive Erleben geistiger Gefühle wie Liebe, Hoffnung, (Ur-)Vertrauen, das Erleben inneren Friedens, Geliebtseins, Einsseins mit sich selbst, innerer Freiheit, auch das Vergeben- und Verzeihenkönnen. Genauso wird das Erfühlen eines Lebens(abschnitts)auftrags, der nicht mehr beliebiger Willkür entspringt, sondern in der Tiefe des Gewissens erahnt wird, als spirituell und beglückend erlebt.

Konkret ergeben sich solche Gespräche oft im Anschluss an Imaginationen, weil diese häufig mit großer Gefühlsintensität verbunden sind. In ihnen machen Menschen zum Beispiel eindringliche Lichterfahrungen oder begegnen Engel-, Marien-, Christus-, Buddhagestalten, aber auch Gestalten der Liebe, Freiheit, Freude, Hoffnung und anderen mehr. Völlig unkompliziert sprechen sie dann von einer spirituellen oder auch religiösen Erfahrung, wobei die beiden letzten Begriffe zumindest von meinen Gesprächspartnern meistens synonym und durcheinander gebraucht werden.

Wichtig ist vielen allerdings, dass ihre Spiritualität beziehungsweise Religiosität nicht mit Kirchlichkeit verwechselt wird. Echte Spiritualität ist also etwas sehr Existenzielles. Sie meint geistiges Leben, Erleben und Fragen im eben genannten Sinne. Sie kann einen Transzendenzbezug einschließen, muss es aber nicht. In ihrem Kern ist sie die Erfahrung von Liebe und Leben aus der Liebe heraus.

Die Frage nach ihrer Unterscheidung vom Religiösen spielt, wie bereits gesagt, nach meinen Erfahrungen im konkreten Gespräch eher keine Rolle. Ich werde beide Begriffe im zweiten Teil des Buches deshalb auch nicht scharf voneinander unterscheiden. Will man hier dennoch eine Unterscheidung treffen, scheint mir die Folgende am naheliegendsten zu sein. Im Gegensatz zur Spiritualität sind Religion und Religiosität immer und nicht nur potenziell mit einem Transzendenzbezug verbunden. Weiterhin weisen sie meist eine Identifikation mit einer der großen Weltreligionen wie dem Christentum, dem Buddhismus oder dem Islam auf. Sie werden eher in einer Glaubensgemeinschaft als individualistisch praktiziert. Ihnen liegt ein fest umrissener Kanon von Schriften und Traditionen, Dogmen, Symbolen, Ritualen und Festtagen und ein, bei aller geistlichen Individualität ihrer Mitglieder, gemeinsamer Glaube zugrunde.

Zwei kritische Anfragen an die Spiritualität

Manche Menschen legen nun aber doch Wert auf eine Unterscheidung zwischen dem Spirituellen und dem Religiösen. Hören sie das Wort religiös, dann assoziieren sie sehr schnell: Einengung, Reglementierung, Überfremdung, Entmündigung, Zwang. Deshalb verstehen sie sich lieber als spirituell denn als religiös. Spiritualität trage ihrer Individualität mehr Rechnung und würde ihr eher gerecht als Religiosität. Und so manche Kritik, die sie dann beispielsweise der Kirche gegenüber äußern, ist auch sehr berechtigt. Aber auch sie selbst sollten sich kritischen Anfragen stellen.

Die Erste zielt auf die synkretistischen Tendenzen, die in der Spiritualität häufig anzutreffen sind. Hierbei werden die verschiedensten Elemente unterschiedlichster Glaubensrichtungen und Weltanschauungen munter miteinander vermischt.

Warum kann das problematisch sein? Nicht deshalb, weil man Dinge prinzipiell nicht miteinander vermischen darf. Dadurch kann Gutes und Neues entstehen – man denke nur an das Zusammenmischen von Farben. Allerdings lässt sich nicht jede Farbe gewinnbringend mit einer anderen mixen. Wenn man also vermischt, sollte das (und das ist auch in der Spiritualität erlaubt) reflektiert geschehen, weil man sonst – ohne es zu bemerken – Dinge miteinander vermengen kann, die zumindest die Tendenz haben können, sich zu widersprechen oder sich sogar auszuschließen.

So erzählte in einem Seminar einmal ein Teilnehmer, der sich ausdrücklich als spirituell, aber nicht als religiös bezeichnete, Folgendes. Er gehe regelmäßig mit sich in die Stille. Wenn es ihm dann gelänge, alle Gedanken loszulassen, und es ganz ruhig werde in ihm, dann spüre er zuweilen ein ganz tiefes Gefühl von „gewollt sein und da sein dürfen, einfach so wie er ist". Gleichzeitig stellte er sich als ein Anhänger der Reinkarnationslehre dar. Er glaube daran, dass er schon frühere Leben gelebt habe und – wie in allen anderen Leben – auch in diesem Leben etwas Bestimmtes lernen müsse. Dazu sei er in seine jetzigen, konkreten Lebensumstände hinein wiedergeboren worden.

Ich stellte folgende Fragen an ihn: Könnte es sein, dass hinter dem Reinkarnationsgedanken die Aufgabe der Vervollkommnung stehe, die er durch die verschiedenen Leben hindurch zu leisten habe – und zwar so lange, bis er es irgendwann einmal geschafft habe? Könne es sein, dass er so lange immer noch einmal wieder durch den Parcours, Leben genannt, durchmüsse, bis er letztlich „richtig" sei? Und könne es sein, dass sich dieser Grundgedanke mit dem Gefühl des unbedingten Gewollt- und Geliebtseins, das ja nun gerade keine Bedingungen stellt, sondern den realen, wirklichen und nicht nur den idealen Menschen meint, zumindest nicht so ohne Weiteres, vielleicht auch gar nicht, verbinden ließe? Wie passt das zusammen: Unbedingtes Geliebtsein und das Sichvervollkommnen-Müssen? Wenn, dann doch überhaupt nur so, dass die Erfahrung unbedingter Liebe einen Menschen so berührt, dass er aus dieser Ergriffenheit und Dankbarkeit heraus versucht, sich zu verändern. Das ist aber etwas anderes als ein durch Wiedergeburt auferlegtes Müssen! Zumindest könnte sich in Letzterem ein Lohn-, Leistungs-, Straf- und Verdienstdenken andeuten, dem andere Komponenten seiner Spiritualität widersprächen.

Natürlich ist existenzielles inneres Erleben wichtiger als ein theoretisch stimmiges Gedankengebäude. Aber nicht jeder Gedanke ist nur, weil er ein Gedanke ist, auch schon deshalb nur theoretisch, unlebendig und unexistenziell, im Gegenteil, er kann hohe existenziell gefühlte Relevanz haben. Weiterhin – und das ist meine zweite Anfrage – besteht in der Spiritualität durchaus die Gefahr, dass sie zu einem „mixtum compositum" wird, in das all dasjenige hineingemischt wird, was eben nicht nur dem sogenannten „höheren Selbst" und der Entwicklung zur Liebe hin dient, sondern primär das, was dem sehr psychischen „Ego" gerade so zupasskommt. Ausgegrenzt wird dann all das, was unbequeme, aber durchaus wahre, notwendige und existenziell wesentliche Anfragen und auch Anforderungen an die eigene innere Person stellt, denen man lieber ausweicht, anstatt sich ihnen zu stellen. Das stillschweigende Rezept dieser Mixtur wäre in so einem Falle wieder nur das eigene „Ich", über das sich der spirituelle Mensch gerade hinausentwickeln will.

Auch dazu ein Beispiel: Eine Seminarteilnehmerin, die ebenfalls spirituellen Fragen gegenüber sehr offen war, schilderte, dass sie in der Meditation und in der Natur Gefühle tiefen inneren Friedens erlebe. Überhaupt beobachte sie, dass sie sich, seitdem sie sich mit spirituellen Fragen intensiv beschäftige, immer mehr von der Welt zurückziehe. Manchmal komme ihr das schon etwas komisch vor. Sicherlich, spirituelle Praxis braucht die Stille und die Besinnung. Aber führt sie dann nicht auch wieder in die konkret handelnde Verantwortung hinein – und eben nicht nur in die Natur, sondern auch zu den Menschen? Könnte es sein, dass sich, zumindest teilweise, in die Spiritualität der eben genannten Frau auch eine vor der Nähe der Menschen und des konkreten Lebens ausweichende Tendenz einmischt? Und könnte es sein, dass die spirituelle Herausforderung gerade darin bestünde, aus der Kraft des inneren Friedens heraus in die nicht gerade friedliche Welt zu gehen, um selbst an Ort und Stelle den Frieden in die Welt hineinzutragen? Und könnte es vielleicht doch etwas ichbezogen sein, wenn ich nun aus lauter Sorge um meinen inneren Frieden die konfliktbeladene Welt zu sehr meide, anstatt dazu beizutragen, dass Konflikte gelöst werden? Diese Frage kann und muss man natürlich genauso auch an die Religiosität stellen! Das ist kein Problem, das lediglich spirituelle Menschen haben können, das kann jeden betreffen.

Macht Spiritualität gesund?
Ein Forschungseinblick

Die Entdeckung der Spiritualität durch die Psychologie

Nachdem die wissenschaftliche Psychologie in weiten Teilen des letzten Jahrhunderts ein mehr als distanziertes Verhältnis zur Religion und Spiritualität zeigte, hat sich die Situation in den letzten zwei Jahrzehnten – besonders im anglo-amerikanischen Sprachraum – ganz erheblich gewandelt. Auch in Europa überdenkt die psychologische Forschung mittlerweile ihre feindselige Haltung diesen Phänomenen gegenüber.

Der Grund für diese Sinnesänderung sind die zahlreichen Untersuchungen, die die Auswirkung von Spiritualität auf die physische und psychische Verfassung betrachten. Die positiven Effekte von Spiritualität auf die Gesundheit sind diesen Studien zufolge so beeindruckend, dass wiederholt gefordert wurde, spirituelle Elemente sowohl in die psychotherapeutische als auch in die medizinische Behandlung einzubeziehen. Der renommierte amerikanische Psychologe Robert Emmons sieht in diesen Phänomenen Existenziale menschlichen Lebens, die keinesfalls länger ignoriert werden dürfen.

Zuweilen wird hier kritisiert, dass Forschungsergebnisse aus dem anglo-amerikanischen Sprachraum wegen der kulturellen Unterschiede nicht auf Europa übertragbar seien. Dieser Einwand geht allerdings im Kern an der Sache vorbei. Sicherlich gibt es kulturelle Unterschiede, aber bei der Frage nach den Auswirkungen von Spiritualität und Religiosität auf die Gesundheit stehen anthropologische und nicht kulturelle Grundfragen im Vordergrund. Man kann das auch so formulieren: Eine spirituelle Meditation wird auf einen Amerikaner nicht wesentlich anders als auf einen Europäer wirken, weil trotz aller kulturellen Unterschiede eben beide der Gattung Mensch angehören. Es käme ja auch keiner auf die Idee zu behaupten, dass sich ein innerlich ausgeglichener und friedvoller Zustand auf den Blutdruck eines Amerikaners prinzipiell anders auswirken würde als auf den eines Europäers. Im Gegenteil, eine solche Gemütsverfassung tut dem Blutdruck beider gleichermaßen gut. Und nur einmal angenommen, dem Gebet würde eine heilende Kraft innewohnen: Es wäre, gelinde gesagt, schon recht merkwürdig, wenn Gott beziehungsweise die Transzendenz in Amerika anders auf ein Gebet reagieren würde als in Europa!

Eine andere Frage ist allerdings, wie offen das stärker säkularisierte europäische „Publikum" für die Integration spiritueller Elemente in die psychotherapeutische und medizinische Behandlung ist. Darauf lässt sich antworten: Wie bereits erwähnt, macht die „Spiritualisierung" zum einen auch vor Europa nicht halt. Im Gegenteil, auch hier nimmt die Hinwendung zu diesem Thema stark zu. Und zum anderen muss man sagen: Sollte es denn stimmen, dass Spiritualität und Religiosität einen nachweislich positiven Einfluss auf die körperlich und seelische Gesundheit haben, wäre es ja wesentlich sinnvoller, dieses Wissen „dem Europäer" zugänglich zu machen, anstatt sich von seinen säkularen Tendenzen irritieren zu lassen. Die Frage wäre dann primär eine hermeneutische: „Wie sag ich es meinem Kinde?"

Auswirkungen der Spiritualität auf die körperliche Gesundheit

Die in den folgenden Abschnitten geschilderten Forschungsergebnisse habe ich dem im Jahre 2007 erschienenen, sehr gründlich recherchierten Handbuch von Anton A. Bucher, „Psychologie der Spiritualität" entnommen. Es bietet neben anderem eine außerordentliche Fülle neuester internationaler Studien, die zeigen, welch positiven Einfluss Spiritualität und Religiosität auf die Gesundheit haben. Da der Schwerpunkt meines Buches auf der Bestätigung dieser Ergebnisse aus der Perspektive meiner konkreten therapeutischen Arbeit sowie der Frage nach Zugangswegen zur geistig-spirituellen Dimension liegen soll, beschränke ich mich bei der Darstellung des Forschungsstandes auf das genannte Handbuch und referiere in der gebotenen Kürze.

In einer repräsentativen epidemiologischen Studie[1] wurde der Zusammenhang von Sterblichkeit und Spiritualität untersucht. Dabei zeigte sich, dass spirituelle/religiöse Menschen eine längere Lebenserwartung haben. Weitere Untersuchungen ergaben, dass der lebensverlängernde Einfluss der Religion dem des Nikotinverzichts gleichzusetzen ist[2].

Zu Recht kann man nun die Frage stellen, ob dieser positive Effekt möglicherweise mit der gesünderen Lebensführung spiritueller/religiöser Menschen zusammenhängen könnte[3], etwa durch den Verzicht auf promiskuitive Sexualität, Drogen oder Alkohol. So untersuchte man – ebenfalls in einer groß angelegten Stichprobe[4] – das Gesundheitsverhalten von Menschen, die gesund lebten, sich aber nicht als religiös verstanden, und denen, die gesund lebten und regelmäßig zur Kirche gingen. Und immer noch bestand eine erhebliche Differenz hinsichtlich der Lebenserwartung zugunsten der letzteren Gruppe. Im Schnitt gesehen lebten diese Menschen länger. Wissenschaftlich erklärbar ist diese Differenz nicht[5].

Ebenfalls wurde das Gefühl der „Hoffnung", das sich der geistig-spirituellen Sphäre zuordnen lässt, auf seine gesundheitsfördernde Wirkung hin untersucht[6]. Hoffnung hat einen nachweislich positiven Effekt auf die Gesundheit. Ebenso zeigte sich bei einer Untersuchung[7] an HIV-Patienten, dass spirituelle Phänomene wie Liebe, Erleben von Sinn, das Aufgehobensein in einer religiös-spirituellen Gemeinschaft und auch das Gebet[8] dazu angetan sind, die Lebensdauer zu verlängern.

Bestätigt werden diese Ergebnisse von der Psychoneuroimmunologie. Sie geht dem Einfluss von psychischen Faktoren, insbesondere von Gefühlen, auf das Immunsystem nach. Untersuchungen[9] ergaben, dass sich negative Gefühle, besonders das der Feindseligkeit, negativ auf den Körper auswirken. Positive Gefühle haben demgegenüber eine entsprechend wohltuende Wirkung.

Eine weitere groß angelegte epidemiologische Studie[10] zeigt, dass Menschen, die Religiosität oder Spiritualität für sich als lebensrelevant einschätzen und diese auch praktizieren, seltener an Herz-Kreislauf-Erkrankungen leiden als Menschen, die das nicht tun.

Bereits in den 1930er-Jahren wurde nachgewiesen[11], dass Menschen, die sich körperlich und seelisch leicht und tief entspannen können, einen niedrigen Blutdruck haben. Niedriger Blutdruck ist auch bei sich als spirituell/religiös verstehenden Menschen vielfach festgestellt worden[12]. Allerdings zeigt eine Studie[13] in Bezug auf den diastolischen Blutdruck nur geringe Unterschiede zwischen der religiös-spirituellen Gruppe und der anderen. Erstaunlich war dann aber die Entdeckung, dass Raucher, die eine von innen her kommende Religiosität oder Spiritualität lebten, einen deutlich niedrigeren Blutdruck hatten als Raucher, in deren Leben Spiritualität keine Rolle spielte. Allerdings rate ich allen „spirituellen" Rauchern, daraus kein Rechenexempel zu machen und keine falschen Schlüsse zu ziehen!

Es gibt gewisse Hinweise[14], dass Spiritualität ebenfalls das Risiko an Krebs zu erkranken reduziert. Berücksichtigt man bei den untersuchten Personenkreisen dann allerdings neben der Spiritualität/Religiosität auch deren früheren Gesundheitszustand und ihre gesunde (oder weniger gesunde) Lebensführung, dann zeigt sich keine sonderlich schützende Wirkung von Spiritualität/ Religiosität vor Krebserkrankungen. Vielmehr scheint der spirituell/religiös bedingten gesunden Lebensweise erhöhte positive Bedeutung zuzukommen.[15] Was den Verlauf von Krebserkrankungen anbelangt, ließ sich aber zeigen[16], dass unheilbar an Krebs erkrankte Menschen, die spirituelle Praktiken, etwa Entspannung und positive Imaginationen, ausübten, doppelt so lange lebten wie diejenigen, die das nicht taten. Allerdings gibt es hier auch Studien[17], die keinen nennenswerten Einfluss von Spiritualität auf den Krankheitsverlauf erkennen ließen.

Zusammenfassend lässt sich dennoch sagen, dass die Hinweise darauf, dass sich Spiritualität/Religiosität positiv auf die körperliche Gesundheit auswirken, groß sind.

Auswirkungen der Spiritualität auf die psychische Gesundheit

Menschen sind mit ihrem Leben mehrheitlich eher zufrieden als unzufrieden. Das ist durch Studien[18] mehrfach nachgewiesen und mit dem Streben nach einem Gleichgewichtsgefühl erklärt worden. Fragt man nun danach, ob spirituelle/religiöse Menschen noch zufriedener mit ihrem Leben sind, zeigt sich, dass dies nur in moderater Weise der Fall ist[19]. Eine signifikant höhere Lebenszufriedenheit lässt sich bei spirituellen Menschen also nicht nachweisen.

Anders sieht dies allerdings aus, wenn Menschen in schwierige Lebenssituationen geraten. Speziell für Menschen, die an

bedrohlichen Krankheiten leiden, ließ sich zeigen, dass Spiritua-
lität/Religiosität das psychische Wohlbefinden fördern[20]. Auch die
der Spiritualität zuzuordnende Fähigkeit zur Selbsttranszendenz
(also die Fähigkeit, von sich selbst ab- und auf anderes hinsehen
zu können) trägt spürbar zu einem höheren psychischen Wohlbefinden in beziehungsweise trotz schwerer Erkrankung bei[21].
Partnerschaft[22] und Beruf[23] sind zwei unserer wesentlichen
Lebensfelder. Für beide ließ sich zeigen, dass Spiritualität/Religio-
sität einen positiven Einfluss auf unser Wohlbefinden in diesen
Bereichen haben. Ebenso hat Spiritualität eine schützende Wirkung vor Depressivität und Suizidalität. Der depressionsreduzie-
rende Effekt von Spiritualität ist gut belegt[24]. Je mehr ein Mensch
sich einerseits in einer Transzendenz liebevoll aufgehoben weiß
und je mehr er sich andererseits selbst zu seinem Nächsten hin
transzendieren kann, desto weniger depressionsgefährdet ist er.
Ausdrücklich möchte ich an dieser Stelle allerdings darauf hinweisen, dass nach meinen therapeutischen Erfahrungen der schützende Einfluss von Religiosität oder Spiritualität mit zunehmen-
der Suizidalität auch nachlassen kann. Ebenfalls kann ein schwer
depressiver Mensch auch am Versuch des Gebets scheitern und
sich dann vorwerfen: „Nicht einmal das kann ich." Oder: „So
einem wie mir hört Gott nicht zu." Das kann seine Depressivität
und suizidale Gefährdung steigern. Beides sollte man in der therapeutischen Praxis bedenken. Die stressreduzierende Wirkung
eines positiven Gottesbildes ist ebenfalls häufiger nachgewiesen
worden.

In diesem Zusammenhang sei auch auf die Spiritualität im
Zwölf-Stufen-Programm der Anonymen Alkoholiker verwiesen[25].
Hier ist ausdrücklich von einer „höheren Macht" die Rede, die als
„Gott" bezeichnet, aber nicht näher bestimmt und schon gar nicht
konfessionell eingeengt wird. Sich dieser Macht anzuvertrauen ist
ein wesentlicher Inhalt der ersten drei Stufen dieses Programms.
Das Hineingeraten in die Alkoholabhängigkeit gründet nach Mei-
nung der Anonymen Alkoholiker nicht zuletzt in einem Mangel an
Spiritualität. Und auch für das Überwinden der Sucht messen sie
der Spiritualität große Bedeutung bei.

Da nichts vor Missbrauch sicher ist, können natürlich auch
Religiosität und Spiritualität verzerrt verstanden, vermittelt oder
aufgenommen werden. Das kann vielerlei pathologische Folgen

haben. Im psychischen Bereich spricht man dann von einer ekkle-
siogenen Neurose. Die konkreten Erscheinungsformen dieser
Problematiken sind vielfältig. Zuweilen folgt aus einer zu strengen
religiösen Erziehung eine Zwangsneurose. Im Grunde aber kann
jedwede Art von Störung aus einer misslungenen religiösen Erziehung oder bizarren spirituellen Einflüssen resultieren. Ob nun
christlicher, islamischer, buddhistischer Glaube oder eine eher
individuell ausgeformte Spiritualität, sie alle können auch gegen
die Menschen gewandt und Quelle von Leid werden.

Für das Religiöse/Spirituelle lässt sich hinsichtlich der Echtheit
und Eigentlichkeit ein Primärkriterium benennen. In der Mitte
gesunder Geistlichkeit steht die Liebe. Sie unterdrückt nicht,
zwingt nicht, manipuliert nicht, macht keine Angst, ist friedfertig
und nicht gewalttätig. Sie will Leben erhalten und fördern und
nicht verbiegen, einengen, kleinmachen, entwerten. Sie lässt den
anderen seine Wege gehen, ohne dass er ihr gleichgültig wäre. Sie
ist so stark, dass sie im Zweifelsfall auch um des Lebens willen
nachgeben kann und nicht recht haben muss, obwohl sie im Recht
ist und dieses auch durchsetzen könnte. Echte Religiosität und
Spiritualität machen frei, liebesfähig, stark.

Was aber, wenn es schiefgegangen ist? Wenn man an der Religion oder Spiritualität krank geworden ist oder krank zu werden
droht? Dann wird es allerhöchste Zeit, sich aus diesen pathoge-
nen Strukturen zurückzuziehen und – wenn nötig – eine Therapie
anzustreben. Hier kann es dann sein, dass es geradezu ein Kunstfehler ist, wenn in solchen Gesprächen religiöse oder spirituelle
Elemente eine Rolle spielen, weil der Gesprächspartner gar nicht
anders kann, als allergisch darauf zu reagieren. Vielmehr könnte
es wichtig sein, sich über diese verqueren Einflüsse auszutrauern,
auszuschimpfen, sich ihnen gegenüber zu empören!

Genauso aber ist es möglich, dass einem ekklesiogen geschädigten Menschen gerade die Begegnung mit einem gesund religi-
ösen/spirituellen Menschen hilft, weil dieser einerseits eine Beziehung zum Glauben hat, andererseits aber dessen befreiende
Wirkung ausstrahlt und nicht die krankmachenden Strahlungen
seiner Zerrform verbreitet.

Psychologie und Spiritualität: Eine Verhältnisbestimmung

Die religionskritische Haltung der Psychologie

Das Verhältnis von Psychologie und Religion[26] war zum Ende des 19. Jahrhunderts, also zu der Zeit, in der sich die Psychologie als eigenständige Wissenschaft zu etablieren begann, keineswegs nur von Feindseligkeit geprägt. Bedeutende Psychologen wie Eduard Spranger, Francis Galton, Wilhelm Wundt oder Jean Piaget zeigten sich religionspsychologischen Fragen gegenüber offen. Trotzdem baute sich in der wissenschaftlichen Psychologie sehr bald ein Feindbild dem Religiösen gegenüber auf. Maßgeblich verantwortlich für diese Entwicklung war Sigmund Freud, der der Religion äußerst kritisch gegenüberstand. Er meinte, sie habe keinen Nutzen für die Menschen, im Gegenteil, den meisten Menschen schade sie. Am Besten sei es, Religion durch Wissenschaft und Vernunft zu ersetzen. Mithilfe beider sei es dann auch möglich zu erkennen, dass hinter der Religion nichts anderes als die Sehnsucht nach dem idealen Vater stehe. Und anstatt an diesem infantilen Wunsch festzuhalten und ihn durch Religion zu stabilisieren, sei es allemal sinnvoller, sich der Realität zu stellen und durch einen Prozess der optimalen Frustration hindurch Stück für Stück die Lebensrealitäten anzuerkennen und sie in erwachsener Weise zu meistern. Ansonsten laufe man Gefahr, einer „infantilen Zwangsneurose" aufzusitzen.

Schon C. G. Jung erlag dieser religionsfeindlichen Haltung nicht mehr. Religiöse Symbole spielen in seinem Werk eine zentrale Rolle und er verwies darauf, dass Träume zuweilen religiöse Botschaften für den Träumenden bereithalten. Auch die Sichtweise des Individualpsychologen Alfred Adler zeigt eine Nähe zum christlichen Menschenbild, wenn auch in säkularisierter Form.

Trotzdem: Die Kritik Sigmund Freuds an der Religion verfehlte ihre Wirkung nicht. Noch 1983 behauptete Albert Ellis, der Begründer der Rational-Emotiven Therapie, Religiosität und Spiritualität seien krankmachender emotionaler Wirrwarr. Das Mittel der Wahl sei es, sich von diesem Unsinn abzuwenden. Aus Sicht der wissenschaftlichen Psychologie im 20. Jahrhundert waren Religion und Spiritualität also nicht geeignet, die Zusammenhänge, Motive, Gründe und Abgründe des menschlichen Innenlebens befriedigend zu erhellen und zu deuten. Und ebenso wenig schienen sie Hilfe für ein gelingendes Leben anbieten zu können. Im Gegenteil, wenn schon, dann galten sie eher als pathogen, also als krankmachend[26].

Als Ironie der Geschichte kann man allerdings folgendes Phänomen betrachten: Gerade die Psychologie kann in der Gefahr stehen, zu einer Ersatzreligion zu werden. Nachdem der alte Gott abgeschafft worden war, wurde ein neuer inthronisiert: das eigene Ich, das nun im Kult der Selbstverwirklichung verehrt wird. Sobald dieser neue Gott wittert, dass irgendetwas „nicht genug mit ihm selbst zu tun hat" oder „nicht ganz zu ihm passt", oder er noch damit beschäftigt ist, im Kultprozess zu erspüren, was dieses oder jenes so „mit ihm macht", behauptet er sich selbst, geht in den Konflikt, grenzt sich ab, bleibt unter seines Gleichen. Wie anders war da doch der alte Gott, der gerade auf diejenigen zuging, die nicht zu ihm passten, der nicht ausgrenzte, sondern einlud, der nicht sich selbst, sondern den anderen im Blick hatte.

Natürlich kann keiner ohne eine gesunde Selbstbehauptung leben, sie ist unabdingbar. Diese ist aber von einer pathologischen Nabelschau zu unterscheiden, in der es nur noch um einen selbst und nicht mehr um einen selbst und die anderen, nur noch um das Herausbringen des Egos und nicht mehr um das Gelingen des Lebens aller geht.

All das spricht nun keinesfalls gegen die Psychologie. Es wendet sich gegen ihre Zerrform. Genau wie die Religion kann man eben auch die Psychologie missbrauchen.

Die Wende

Seit einiger Zeit ist allerdings eine radikale Wende in der Einstellung der wissenschaftlichen Psychologie zur Religion und Spiritualität zu beobachten. Insbesondere die referierten Forschungsergebnisse haben die angeblich negative Wirkung der Religion/

Spiritualität auf die körperliche und psychische Gesundheit nachhaltig ins Reich der Legenden, Vorurteile und negativen irrationalen Glaubenssätze verwiesen.

Aber nicht nur das: Sie demonstrieren eindrücklich die hohe Relevanz, die Religiosität beziehungsweise Spiritualität für die psychische und körperliche Gesundheit haben. Und dass diese Erkenntnisse nicht nur in erlauchten Fachkreisen zirkulieren, sondern mittlerweile auch an der Basis ankommen, ist daran zu sehen, dass zum Beispiel Heiko Ernst, Chefredakteur der populärwissenschaftlichen Zeitschrift „Psychologie heute" schreibt: „Die Psychologie muss sich von der Vorstellung verabschieden, dass Religion der seelischen Gesundheit schade: Der Glaube macht häufiger gesund als krank."

Nachdem das primäre Argument der psychologischen Religionskritiker gegen eine Integration der Spiritualität in die Psychotherapie – nämlich die angebliche Gesundheitsschädlichkeit – entkräftet worden ist, soll nun noch kurz auf einige andere Argumente eingegangen werden, die von Religionskritikern häufig angeführt werden.

Oft wird behauptet, dass Psychotherapie wertfrei, das heißt weltanschaulich neutral zu geschehen habe. Dem ist entgegenzuhalten, dass es Wertfreiheit in diesem Sinne überhaupt nicht gibt! Jeder Therapeut geht unabhängig von seiner Ausrichtung immer von einem ihm mehr oder minder bewussten Menschenbild aus. Damit aber setzt er zwingend bestimmte Werthaltungen und Anschauungen über das Wesen des Menschen und über das, was Krankheit und Gesundheit sind, in der therapeutischen Praxis voraus. Das ist im ersten Kapitel dieses Buches anschaulich dargelegt worden. Keine Psychotherapie ist also wertfrei.

Entsprechend lautet die Frage also keineswegs: Ist eine Therapie wertfrei oder nicht? Sie heißt vielmehr: Ist sich der Therapeut seines impliziten Menschenbildes bewusst oder nicht? Je weniger es ihm bewusst ist, desto mehr wird er es dogmatisch auch auf seinen Gesprächspartner übertragen und damit den Gesprächsverlauf gegebenenfalls stören. Je bewusster es ihm auf der anderen Seite ist, desto mehr kann er sich auf ein mögliches anderes Welt- und Menschenbild seines Gesprächspartners einstellen, einlassen und in einen konstruktiven Dialog mit diesem treten – und zwar ohne ihn dabei mit den eigenen Anschauungen zu überfremden.

Damit ist im Grunde auch schon ein weiterer Einwand gegen eine Integration von Spiritualität in die Psychotherapie entkräftet. Er lautet, dass der Gesprächspartner mit der Spiritualität des Therapeuten überfremdet werden könnte. Dem ist zu entgegnen: Je geschulter ein Therapeut in der Selbstwahrnehmung ist – zu der auch die Reflexion des eben benannten Menschenbildes gehört –, desto mehr kann er eigene religiöse/spirituelle Anschauungen als solche identifizieren und der Gefahr entgehen, sie dem Gesprächspartner aufzudrängen. Und wenn er bemerkt, dass Spiritualität für seinen Klienten keine Rolle spielt, wird er diesen damit auch nicht behelligen.

Darüber hinaus sollte man bedenken, dass es neben der Überfremdung auch eine Entfremdung gibt. Damit meine ich eine Entfremdung des Gesprächspartners von seinen religiösen/spirituellen Wurzeln. Und man sollte sich fragen, was ein Therapeut tut, wenn er das nicht im Blick hat. Auch damit beeinflusst er das Gespräch – und nicht immer zum Vorteil des Klienten.

Schließlich ist von religionskritisch eingestellten Therapeuten häufig zu hören: Warum soll ein Gesprächspartner gerade mit mir religiöse Fragen erörtern? Ich bin Psychotherapeut und kein Seelsorger oder Theologe. Religiosität und Spiritualität sind aber Phänomene des Seelenlebens und müssen deshalb, sofern der Klient es wünscht, ihren Platz im Gespräch haben. Sonst müsste ein Therapeut ja auch bei allen anderen ihm fremden seelischen Phänomenen sagen: „Was ich selbst von mir nicht kenne, kommt mir auch nicht auf den Tisch." Die Absurdität dieser Haltung liegt auf der Hand.

Bei der Erörterung spiritueller/religiöser Fragen geht es allerdings nicht um Mission oder Konfession. Es geht um die Frage der Auswirkungen der (fehlenden) spirituellen/religiösen Einstellungen (also eines psychologisch fassbaren Phänomens) des Klienten auf seine psychische und möglicherweise auch seine körperliche Gesundheit und nicht, wie gern unterstellt wird, um verkappte Missionierung, Indoktrination, Seelenklau oder Ähnliches!

Noch ein Grund für die religiöse Abstinenz vieler Psychologen wird darin zu erblicken sein, dass sich die psychologische Wissenschaft parallel zur Industrialisierung und Technisierung entwickelt hat. Analog zu dieser Entwicklung wurde die Psyche des Menschen eher mechanisch und technisch und nicht mehr geistig verstanden. Es entwickelte sich eine „Psychologie ohne Seele".

Auf die Problematik eines derart reduzierten Menschenbildes, ihre negativen Folgen und Möglichkeiten zur Überwindung dieser verkürzten Sicht des Menschen ist in den ersten Kapiteln dieses Buches ausführlich eingegangen worden.

Abschließend sei noch ein wissenschaftstheoretischer Aspekt erwähnt. Religion und Spiritualität sind der Psychologie nicht zuletzt deshalb suspekt, weil ihre „Wirkfaktoren" nicht objektiv gemessen werden können, sie also insgesamt nicht objektiv verifizierbar sind. Die „harten Naturwissenschaften", also zum Beispiel die Physik, haben dagegen den Anspruch auf Objektivität aufgrund der Erkenntnisse aus der Quantenmechanik und der Heisenberg'-schen Unschärferelation längst aufgegeben. Und wenn nun schon die Physik – und dazu noch die scheinbar so objektive Mechanik! – konstatiert, dass es objektive Messungen, mit denen objektive Wahrheiten festgestellt werden können, gar nicht gibt, um wie viel mehr gilt das dann erst recht für die Psychologie!

Grenzen zwischen Psychotherapie und Spiritualität

Heil und Heilung
Trotz aller Argumente, die für eine Integration spiritueller/religiöser Elemente in die Psychotherapie sprechen, gilt es selbstverständlich auch nach Grenzen und Abgrenzungen zu fragen. Schließlich ist Psychotherapie keine Seelsorge und Seelsorge kein psychotherapeutisches Verfahren. Wo verlaufen die Grenzen?

Gegenstand der Religion und in gewissem Rahmen auch der Spiritualität ist das Seelenheil. Die Anhänger der jeweiligen Religionen sind davon überzeugt, im Besitz der Offenbarung Gottes zu sein, die den Weg zu diesem Heil weist. Deshalb haben sie auch ein missionarisches Anliegen. Sie wollen den anderen Menschen diese Offenbarung Gottes näher bringen, weil sie davon überzeugt sind, dass ihr eigener Weg zum Heil auch der für die anderen sei. Sie wollen sie also zum rechten Glauben bekehren. So gibt es beispielsweise im Christentum den Missionsauftrag. Im Neuen Testament heißt es im Matthäusevangelium (Mt. 28,19–20): „Darum gehet hin und macht alle Völker zu meinen Jüngern: tauft sie auf den Namen des Vaters, des Sohnes und des heiligen Geistes und lehret sie alles halten, was ich euch geboten habe."

Wiederum gilt: Wie alles andere kann auch so ein Missionsauftrag missbraucht werden. Aus einladender Predigt werden dann gewaltsame Unterwerfung, brutale Unterdrückung, Kreuzzüge, Verfolgung, Inquisition und anderes mehr. Doch das hat mit Mission nichts mehr zu tun. Mission im eigentlichen Sinne ist Einladung, friedfertige Überzeugung, die das Wohl und nicht das Wehe des anderen will. Aber sie ist und bleibt Mission und will per definitionem ihr Gegenüber von einem bestimmten Standpunkt überzeugen.

Gegenstand der Psychotherapie ist nicht das Seelenheil, sondern die Heilung des psychisch angeschlagenen oder auch erkrankten Menschen. Dazu bedient sie sich nicht der Offenbarung Gottes in den Heiligen Schriften, sondern der Forschungsergebnisse der Psychologie. Sofern diese nun zeigen, dass die spiri tuelle/religiöse Dimension für die Gesundheit eines Menschen Relevanz haben, dann wird sie, sofern ihr Blick nicht durch Vorurteile verstellt ist, auch diese Dimension im Menschen in ihre Heilungsbemühungen einbeziehen.

Sie geht mit ihr aber völlig anders um als die Religion. Im Gegensatz zur Religion verfolgt sie kein missionarisches Interesse und behauptet auch nicht, im Besitz einer göttlichen Offenbarung zu sein, die sie so und nicht anders weitergeben will. Anders als bei der Religion liegt ihr Anknüpfungspunkt nicht „oben im Himmel", sondern „unten auf der Erde", präziser: in den erlebbaren und beschreibbaren spirituellen/religiösen Phänomenen der Psyche des Menschen. Und anstatt nun für ihren Gesprächspartner zu wissen, was die für ihn richtige spirituelle/religiöse Einstellung ist, will sie ihm behilflich sein, auch hier eigenständig, frei und unabhängig zu der für ihn stimmigen Einstellung zu gelangen. Das bedeutet, sie manipuliert ihren Gesprächspartner weder durch Tabuisierung dieses Bereichs noch durch irgendwelche Indoktrinationen. Vielmehr greift sie auf, was er sagt, spiegelt ihm seine Einstellungen wider, stellt Fragen, wagt auch problematisch Erscheinendes infrage zu stellen, ist bereit zur Diskussion, weist auch in offen gehaltener Form auf die Bedeutsamkeit der spirituellen/religiösen Dimension hin. In alledem aber liegt ihr erkenntnisleitendes Interesse eben nicht an der Übertragung einer bestimmten eigenen Überzeugung auf den Gesprächspartner, sondern an dessen Herausforderung, seinen eigenen Standpunkt zu finden, der selbstverständlich auch der eines bekennenden Atheisten sein kann. Genauso wenig wie also der Zielpunkt einer Predigt im Sonntagsgottesdienst der Aufruf zu einer individuell gerade passenden religiösen Haltung sein kann, kann in der Psychotherapie die missionarische Verkündigung des Wortes Gottes geschehen.

Spiritualität ist keine psychotherapeutische Methode
Bei der Integration spiritueller/religiöser Elemente in die Psychotherapie ist weiterhin Folgendes zu bedenken. Anders als beispielsweise die Techniken des Gedankenstopps, der paradoxen Intention und Dereflexion und vielen anderen mehr sind Spiritualität und Religiosität keine psychotherapeutischen Methoden! Sie sind vielmehr existenzielle Grundhaltungen, Glaubenshaltungen, die sich allerdings gesundheitsfördernd auswirken.

Den Unterschied zwischen beiden kann man so beschreiben: Eine spezielle psychotherapeutische Technik verfolgt einen bestimmten Zweck. Sie intendiert also relativ punktgenau ein ganz bestimmtes Ergebnis, will ein sehr konkretes Ziel erreichen.

Im Gegensatz dazu ist eine Glaubenshaltung, aus der heraus ich meinem Leben und meiner Umwelt begegne, wesentlich offener, umfassender, nicht auf einen bestimmten Punkt fixiert, den sie mithilfe einer Technik erreichen will. Sie zielt vielmehr auf meinen inneren Umgang, mein Grundverständnis und meine Grundinterpretation von meinem Leben und dem Leben überhaupt. Dabei ist ein Spezifikum einer spirituellen/religiösen Grundhaltung in der Regel die Einsicht in die Grenzen der „Machbarkeit" von Leben, entsprechend auch der Einforderbarkeit bestimmter Ergebnisse, die ich erreichen möchte. Es ginge also an ihrem Wesen vorbei, wenn man meinte, mit ihr ein Instrument an der Hand zu haben, mit dem planbar nach so und so vielen Sitzungen ein bestimmtes Ergebnis erreicht werden könnte.

Man kann das auch so sagen: Eine spirituell/religiöse Haltung geht in der Regel mit einer gesunden Demut dem Leben gegenüber einher. Ihre heilende Wirkung liegt neben anderem nicht zuletzt gerade darin, dass ich loslassen und vertrauen kann, auch und gerade dann, wenn es anders kommt, als gewünscht, und so manche psychischen und körperlichen Probleme bleiben.

Ein Beispiel: Ein Gesprächspartner von mir, der sich als Atheist verstand, erlebte in einer Imagination einmal eine ihn sehr berührende Christusbegegnung. Aufgrund dieser Erfahrung begann er nun extensiv zu beten. „Ich habe auch gleich noch Maria und andere Heilige angerufen, deren Namen ich von früher noch kenne. Geholfen hat das aber nichts", so beklagte er sich recht enttäuscht einige Stunden später. Nein, Spiritualität ist keine Tablette und auch keine Technik, die ich zweckgebunden einsetzen kann. Der sinnvollere Umgang mit der Christusbegegnung in der Imagination wäre eine – sicherlich nicht vom Frühjahr bis zum Herbst abgeschlossene – existenzielle Auseinandersetzung mit der eigenen Lebensgrundanschauung und dem (atheistischen) Glauben. Die würde viele Fragen entbinden und einen inneren Prozess einleiten, an dessen Ende eine spirituelle Grundhaltung stehen könnte, die dann ihrerseits wiederum positive Rückwirkungen auf die Gesundheit hätte.

Obwohl Spiritualität und Religiosität keine psychotherapeutischen Methoden sind, kann man dennoch nach methodischen Zugangswegen zu ihnen fragen. Das soll im zweiten Teil dieses Buches ausführlich geschehen. Da die inzwischen schon häufig erwähnte Imagination und die in ihr auftauchenden religiösen Symbole dabei eine zentrale Rolle spielen werden, möchte ich noch kurz etwas zum Wesen dieser Symbole anmerken.

Aus theologischer Sicht kann man sich über die Qualität dieser Symbole streiten. Was eigentlich geschieht, wenn in einer Imagination ein Gottessymbol, also etwa eine Christusgestalt erscheint? Ist das dann gleichsam schon eine pure Offenbarung Gottes in der Seele? Dieses Symbol mit einer unmittelbaren Gottesoffenbarung zu identifizieren, scheint mir gewagt und könnte über das Ziel hinausschießen. Sie hingegen auf ein rein innerpsychisches Ereignis zu reduzieren, scheint mir zu kurz gegriffen. Ich verstehe solche Erfahrungen so: Das Unbewusste eines Menschen ist zum Transzendenten, Absoluten, Göttlichen hin offen, ohne dass es mit ihm identifiziert werden darf. Tauchen Gottessymbole auf, dann wird man des Transzendenten in der Tiefe seines Unbewussten gewahr.

Zugänge zur geistig-spirituellen Dimension

Geistig-spirituelle Symbole des Unbewussten

Spiritualität und Religiosität wirken sich positiv auf körperliche und psychische Gesundheit aus. Daraus ergibt sich die Frage, wie es gelingen kann, Menschen in unserem säkular geprägten Sprach- und Kulturraum behilflich zu sein, die häufig verschlossene Tür zum spirituellen Bereich wieder zu öffnen – und zwar ohne sie zu überfremden, zu indoktrinieren oder zu missionieren. In diesem zweiten Teil des Buches sollen verschiedene konkrete Zugänge zur geistig-spirituellen Dimension dargestellt werden. Ich möchte also zeigen, wie sich dieser Raum (wieder neu) erschließen lässt.

Es sei noch einmal darauf hingewiesen, dass es sich dabei in der von mir praktizierten Logotherapie keineswegs um eine „spirituelle Behandlungsmethode", sondern um eine sinn- und potenzialorientierte Psychotherapie handelt. Mühelos fügen sich in ihr allerdings das Gespräch über psychische und geistige/spirituelle Inhalte zusammen.

Das Unbewusste: Ein lebendiges Philosophiebuch

Das Leben eines jeden von uns wird nicht nur vom Bewusstsein, sondern auch von unserem Unbewussten bestimmt. Sind Gefühle, Gedanken, Einstellungen, Wahrnehmungen, Erfahrungen uns zugänglich, dann sind sie Inhalte unseres Bewusstseins, sind sie uns nicht (mehr) bewusst, gehören sie dem Bereich des Unbewussten an. Dabei bestimmen beide Bereiche unser Lebensgefühl. Letzterer häufiger, als wir es ahnen.

Das Unterbewusste lässt sich, C. G. Jung folgend, in das individuelle und das kollektive Unbewusste unterteilen. Ersterem sind im Wesentlichen die aus der jeweiligen Biografie resultierenden Gefühle, Erlebnisse und Lebenseinstellungen zuzuordnen. Hier bilden sich die persönlichen positiven und negativen Lebenserfahrungen ab.

Im anderen Teil hingegen stoßen wir auf Spuren von Erfahrungen der gesamten Menschheitsgeschichte. Man kann das auch so sagen: Das kollektiv Unbewusste ist gleichsam ein Buch, in dem die Geschichte der Menschheit ihre Abdrücke und Eindrücke hinterlassen hat. Natürlich sind dort keine historischen Abläufe, Jahreszahlen von Kriegen und Ähnliches notiert. Hier geht es vielmehr um die für das Leben der Menschen typischen, wesentlichen und wichtigen Erfahrungen. Es erzählt uns von grundlegenden Einsichten, Wahrheiten, Regeln, die im Verlaufe vieler Jahrtausende immer wieder gewonnen, erkannt, gesammelt worden sind. Es ist ein lebendiges Buch der Lebensphilosophie. An seiner Weisheit haben wir alle teil, weil wir es in uns tragen. Und noch mehr: Jeder von uns schreibt daran weiter mit, weil auch die Summe unserer wesentlichen Lebenserfahrungen in dieses Werk eingeht.

Seine Sprache ist die Symbolsprache. Was aber ist ein Symbol? Im alltäglichen Sprachgebrauch verstehen wir darunter häufig so viel wie Zeichen oder Bild, also etwa das Logo einer Firma oder die Verkehrszeichen im Straßenverkehr. In der Symbolsprache des Unbewussten ist damit allerdings etwas anderes gemeint. Ein Symbol, das aus der Tiefe unseres Unbewussten in einem Traum aufsteigt und ins Bewusstsein dringt, ist zwar ein Bild, aber gleichzeitig ist es energiegeladen. Es ist ein Bild, das in sich selbst Kraft, man kann auch sagen, Gefühl enthält. Träumt also ein Mensch von einer wunderschönen Sommerlandschaft, durch die ein lauer, warmer Wind streicht, der die Gräser und Äste der Bäume sanft hin- und herwiegt, dann sieht er nicht nur ein Bild. Er erlebt ebenso die Emotionen, die damit verbunden sind. Das Traumbild schenkt dem Träumer gleichsam das, wovon es spricht: ein weites, leichtes Gefühl.

Ein Symbol in diesem Sinne teilt dem Träumer also die Kraft dessen mit, von dem es spricht. In ihm ist die Energie der abgebildeten Wirklichkeit gegenwärtig. Natürlich können auch an der Wand hängende Bilder etwas ausstrahlen und uns berühren. Niemals aber haben sie die Intensität der Symbole des Unbewussten.

Die Begegnung mit ihnen birgt aber noch eine Besonderheit. Auf der einen Seite transportieren sie allgemeingültige Erfahrungen, Weisheiten und Wahrheiten. Andererseits aber erleben wir gerade diese als unsere ganz persönlichen, da sie aus unserer eigenen Tiefe aufsteigen. In einer Zeit des zunehmenden Wertepluralismus und Individualismus hat das große Bedeutung. Wir haben so Zugang zu überindividuellen und verbindlichen Lebensregeln, die wir getrost als unsere ganz eigenen Einsichten bezeichnen können. Wir werden durch sie nicht überfremdet oder fremdbestimmt. Und trotzdem haben sie Geltung weit über unsere Individualität hinaus, sodass trotz aller Vielfalt ein Wertekonsens vorhanden ist.

Im kollektiv Unbewussten finden sich auch eine Fülle von spirituellen oder religiösen Symbolen, da das tiefe Unbewusste des Menschen auch eine geistige Dimension hat. Viktor E. Frankl nennt sie das geistig Unbewusste. In ihm ist jeder Mensch mit dem Religiösen beziehungsweise Spirituellen viel tiefer, enger und selbstverständlicher verbunden, als er es häufig weiß. Von der heilenden Wirkung, die von der Begegnung mit diesen Symbolen ausgeht, soll im Folgenden die Rede sein. Konkret möchte ich in diesem Kapitel zwei Zugangswege benennen, die ich in zwei Jahrzehnten meiner psychotherapeutischen Arbeit als sehr gewinnbringend und tragfähig erlebt habe. Das sind zum einen die Wertimaginationen nach Uwe Böschemeyer, zum anderen unsere Träume.

Die heilende Kraft spiritueller/religiöser Symbole: Erfahrungen aus der Wertimagination

Es sollen nun Wertimaginationen mit Menschen geschildert werden, die unter ganz verschiedenen psychischen, psychosomatischen und körperlichen Problemen litten. Für alle geschilderten Beispiele gilt, dass die Arbeit mit den betreffenden Personen selbstverständlich wesentlich mehr umfasste als nur die jeweils eine, hier wiedergegebene Imagination. Die aufgezeichneten Wanderungen standen in einem größeren organischen Zusammenhang, in dem unter anderem Kindheitsproblematiken, lebensgeschichtliche Verletzungen oder selbstaggressive Tendenzen, aber auch viele positive Potenziale imaginativ bearbeitet und herausgearbeitet wurden. Bei den folgenden Schilderungen handelt es sich allerdings um „Schlüsselimaginationen", denen besondere Bedeutung zukam. Sie werden nicht in voller Länge, sondern auf das Wesentliche beschränkt und nicht wörtlich, sondern sinngemäß wiedergegeben.

Kaum einer der Gesprächspartner verstand sich in seiner bewussten Wahrnehmung als religiös oder als sonderlich spirituell. Die therapeutische Intention der Imaginationen war weiterhin keine missionarische. Sie bestand darin, den sich in Not befindenden Menschen optimale Hilfe zukommen zu lassen.

Überwindung von Angst: Geborgenheit in der tragenden Hand erfahren
Eine Frau im vierten Lebensjahrzehnt kam wegen ihrer Unsicherheit und Ängstlichkeit zur Therapie. Der konkrete Auslöser für den Beginn der Gespräche war die Trennung von ihrem langjährigen Freund. Sie stand plötzlich ziemlich allein im Leben und konnte diese Situation zunehmend schlechter meistern. Häufig liefen ihr auch bei nichtigen Anlässen die Tränen, sie fühlte wenig Mut, neue Dinge anzupacken, traute sich nur zögerlich, Beziehungen anzuknüpfen, und zog sich ängstlich immer weiter aus dem Leben zurück.

Ich schlug ihr eine Imagination zum „Ort der tiefsten inneren Geborgenheit" vor. Sie schloss die Augen und nach einer kurzen Entspannungsübung begannen sich die inneren Bilder einzustellen. Sie fand sich am Rande eines Waldes wieder. Das Wetter war stürmisch und regnerisch. Ich bat sie, tief in die Mitte des Waldes hineinzusehen. Längere Zeit zeigte sich nichts, dann sah sie eine von Wind und Wetter zerzauste, schiefe kleine Hütte. Zusammen mit einer ihr aus anderen Imaginationen bekannten starken Helfergestalt machte sie sich auf meine Anregung hin auf den Weg dorthin. Je tiefer sie in den Wald vordrang, desto unbehaglicher wurde es ihr. Dann stand sie vor der kleinen Behausung. Das Wetter hatte sich weiter verschlechtert. Es donnerte und blitzte. Plötzlich begann sie zu weinen. Was denn geschehen sei, fragte ich sie. „Da steht ein altes Mütterlein in der Tür", entgegnete sie und schluchzte weiter, „die ist so hilflos." Ich bat sie, wenn irgend möglich, die Ausstrahlung der Alten weiter auf sich wirken zu lassen. Ihr Gefühl betrübte sich immer tiefer. „Die ist so ausgesetzt und allein." Ich empfahl ihr, noch ein Stück näher an die Frau heranzugehen. Sie tat es und weinte bitterlich. Sie möge nicht verzagen, sondern weiter warten und ihre Seele bitten, ihr den Ort der tiefsten inneren Geborgenheit zu zeigen. Doch nichts geschah. Ich riet ihr noch einmal zur Geduld. Schemenhaft begann sich dann mitten im Wald ganz in ihrer Nähe wie aus dem Nichts heraus eine große Lichthand zu bilden. Sie solle weiter warten und die Hand bitten, dass sie sich immer deutlicher zeigen möge. Stück für Stück wurde es heller. Die Hand selbst leuchtete noch einmal stärker als die Umgebung. Ich forderte die Imaginierende auf, jetzt noch einmal zur alten Frau hinzuschauen. „Die ist sehr verwundert, echt irritiert", entgegnete sie. „Die versteht nicht, was da passiert." Sie möge die Alte zu sich rufen und mit ihr gemeinsam zur tragenden Hand gehen. Sie taten es. Sodann wollte ich erfahren, was die Hand ausstrahle. „Ganz viel Licht und Sicherheit. Die steht völlig ruhig da – und lädt uns ein." Wozu sie denn einladen würde? „Ich glaube, wir sollen da reinkommen." Ich ermunterte sie, der Aufforderung zu folgen. Doch beide zögerten. „Ich weiß nicht." Was sie nicht wisse? „Ob man der Hand so trauen kann", erwiderte sie. Sie solle nur das tun, was sie wirklich wolle! Nun schwieg sie für längere Zeit. Dann: „Es regnet nicht mehr und das Mütterlein hat sich beruhigt. Es wird sogar neugierig auf die Hand." Sie möge alles einfach weiter geschehen lassen, was geschehen wolle, sagte ich ihr. Wiederum längeres Schweigen. Dann fasste sich die Alte ein Herz und stieg auf die Hand. Die Imaginierende tat ihr gleich.

Und dann war es lange Zeit still. Was gerade geschehe, wollte ich erfahren. „Wir sitzen in der Hand", entgegnete sie. „Das ist so gut. Die Anspannung lässt nach." Sie solle sich jetzt immer tiefer in die Hand hinein loslassen. Wieder eine Pause, dann ein Glucksen. „Wir klettern die Finger der Hand hoch und rutschen wieder in die Hand hinein. Die Alte nimmt den Mittelfinger, weil sie dann länger rutschen kann." Die Klientin fing an zu lachen. „Das tut so gut", sprach sie noch einmal leise vor sich hin. Dann bat ich sie, ihr Gefühl zu beschreiben, das sie jetzt habe. „Geborgenheit, ich bin aufgehoben, hier kann mir nichts passieren", entgegnete sie und holte immer tiefer und erleichterter den Atem ein und ließ ihn lange wieder los. „Der Druck geht weg. Ich fühle mich sicher. Hier kann man nicht rausfallen." Sie möge diese erleichterten Gefühle noch so lange einwirken lassen, wie sie es brauche, um dann langsam wieder zurückzukommen.

Die windschiefe Hütte und das verängstigte Mütterlein sind in dieser Imagination Symbole für die tief greifenden Gefühle der Ungeborgenheit, des Ausgesetztseins. Die tragende Hand ist ein Gottessymbol. Im Nachgespräch zur Imagination sprachen wir einerseits über die Gefühle von Verlassen- und Ausgeliefertsein und die sich mit ihnen verbindende Angst und Unsicherheit. Ebenso aber unterhielten wir uns darüber, dass das Unbewusste der Klientin offensichtlich von einem tragenden Grund im Leben, von einem Halt trotz und in allem, einem Ort letzter Sicherheit weiß. Sie selbst war von der Hand sehr beeindruckt, und ich bat sie, sich diese auch zu Hause alleine aufzurufen, sich in sie hineinzulegen und das Gefühl der Geborgenheit einwirken zu lassen. Stück für Stück werde es sich so auch auf dem Boden ihres Bewusstseins verdichten. Wichtig sei es dann allerdings, Leben nun auch in der Außenwelt neu zu wagen.

Ob sich aus solchen Imaginationen im Zusammenhang einer Gesprächsreihe auch ein explizites Gespräch über Weltanschauung, Spiritualität, Religion, Gott und Glauben ergibt oder nicht, ist sehr unterschiedlich. Manche Gesprächspartner sprechen diese Fragen von sich aus sehr offen und begierig an. Andere wiederum belassen es bei der eher impliziten spirituellen oder religiösen Erfahrung und beziehen aus ihr neue Lebenskraft. Kurzum: Es ist der Klient, der entscheidet, wie er mit dem Erlebten umgehen will, es benennt und deutet.

Das tiefe innere Licht: Urvertrauen erleben
In einer weiteren Imagination mit derselben Klientin wanderten wir zur „Quelle des Urvertrauens". Nach der Entspannungsübung wartete sie zunächst darauf, dass sich der ihr bereits bekannte innere Heiler zeigte. Er kam bald und die Klienten bat ihn, dass er sie zum Ziel führen solle. Der Heiler begleitete sie ohne lange Umwege an einen Fluss. Dort blieben beide eine Zeit lang stehen und machten sich mit der Umgebung, einer idyllischen Wiesenlandschaft, vertraut. Es zeigte sich ein Floß, das am Ufer lag. Der Heiler forderte die Imaginierende auf, ihm dorthin zu folgen, und bestieg es mit ihr zusammen. So ganz behaglich war ihr das nicht, weil das Floß einen reichlich wackeligen Eindruck machte, aber sie ließ es geschehen. Die Fahrt verlief zunächst reibungslos. Die Klientin fasste immer mehr Vertrauen und gewann sogar Freude an der Fahrt. Dann allerdings änderte sich die Situation. Es tauchten Stromschnellen auf, und der zuerst so gemächlich dahinfließende Strom wurde schneller und reißender. Instinktiv klammerte sie sich an den Heiler. Dieser ließ das in aller Ruhe geschehen,

bedeutete ihr aber, dass sie keine Angst haben müsse. Die Klientin traute sich aber nicht, ihn wieder los- und sich der jetzt recht turbulenten Fahrt zu überlassen. Das Wasser wurde immer wilder, die Fahrt zum Abenteuer. Ihren Begleiter irritierte das nicht. Gelassen stand er da und ließ die Klientin sich an ihm festhalten. Dann hob das Floss plötzlich ab und schwebte in der Luft. Die Turbulenzen ließen nach. „Wir steigen jetzt in die Höhe", sagte sie. Sie möge das alles nur geschehen lassen, ermunterte ich meine Gesprächspartnerin. Sie tat es und schwieg eine Weile. „Jetzt kommen wir ins Licht", stellte sie überrascht fest. Wie das denn aussehe und was es ausstrahle, wollte ich erfahren. „Es ist ziemlich hell, sehr leuchtend – ich fühle mich wunderbar ruhig und geborgen." Sie möge bitte nur weiter in diesem Licht verweilen, die inneren Arme öffnen und seine Wirkung wahrnehmen. „Das wird immer strahlender, da ist jetzt ein Glanz, der macht weit und frei – das Licht trägt mich, komisch, hier ist kein Boden zu sehen, aber ich falle trotzdem nicht nach unten", wunderte sie sich. Nach einiger Zeit begann es zu verblassen, sie fand sich mit dem Heiler auf dem Floß und auf dem ruhig dahinfließenden Gewässer wieder. „Der Heiler schaut mich so merkwürdig an." Ob sie seinen Blick deuten könne? Nach einer Weile: „Als ob er mir sagen will: ‚Siehst du ...!'" Was sie denn sehen solle? – „Na ja, dass ich keine Angst haben muss, dass ich vertrauen kann."

Der Heiler ist ein Symbol für die Selbstheilungskräfte der Seele, der unruhige Fluss ein Symbol für die Lebensturbulenzen, das Licht wiederum ein Gottessymbol. Im Nachgespräch verstand die Klientin sehr schnell selbst die Botschaft ihres eigenen Unbewussten: „Auch wenn es schwierig wird im Leben, bitte hab Vertrauen. Da ist ein Licht, das dich hält und trägt. Du darfst zwar Angst haben, du brauchst es aber nicht. Es gibt einen Grund zum Vertrauen: Dieses Licht ist da und lässt dich nicht fallen."

Hilfe bei Zwängen: Die Quelle der Güte erfahren
Ein unter Kontrollzwängen leidender junger Mann kam zum Gespräch. Immer wieder musste er beim Verlassen der Wohnung kontrollieren, ob die Türen und Fenster auch wirklich verschlossen, alle elektrischen Geräte ausgestellt waren. Auch sonst fühlte er sich durch einige Zwangsrituale in seinem Leben sehr beeinträchtigt. Im Gespräch mit ihm war die für zwanghafte Menschen

typische große innere Strenge und Rigidität mehr als spürbar. Wir wanderten deshalb zur „Quelle der Güte". Er fand sich in einem Klassenzimmer wieder. Ob er eher Kind, Jugendlicher oder Erwachsener war, konnte er nicht sagen. Der Raum selbst war ihm unbekannt und ungemütlich. Plötzlich kam ein ebenfalls unbekannter Lehrer herein. Sofort fielen ihm dessen strenge und stechende Augen auf, die sich nach kurzer Zeit auch schon auf ihn richteten. Welches Grundgefühl dieser Blick in ihm auslöse, fragte ich ihn. Er schwieg eine Zeit lang, dann: „Der macht furchtbaren Druck." Wo er diesen besonders spüren würde? „Überall, aber besonders in der Brust- und Herzgegend. Da schnürt sich alles zusammen", klagte er. Dann begann der Lehrer etwas an die Tafel zu schreiben. Nach einiger Zeit konnte er das Geschriebene entziffern. Es waren lauter Paragrafen (Lehrer und Paragrafen sind hier Symbole für Zwanghaftigkeit). Der Druck steigerte sich immer mehr. Ich bat ihn nun, vom Lehrer weg und in die gegenüberliegende Richtung zu schauen und seine Seele zu bitten, dass sie ihm die Gestalt der inneren Güte zeigen möge. „Das geht nicht, da ist die Wand, da ist nichts zu sehen", entgegnete er. Dann möge er eben an die Wand gucken und weiter warten. „Als ob da jetzt etwas durchkommt, das ist ja völlig abgefahren", sagte er in einer Mischung aus Ungläubigkeit und Belustigung. Was denn käme? „Nee", sagte er, „das gibt's ja wohl nicht, das ist Jesus." Sein Tonfall verriet, dass er kurz davor stand, die Imagination abzubrechen und die Augen wieder aufzumachen. Ich forderte ihn eindringlich auf, jetzt nicht zu stoppen, sondern in der Imagination zu bleiben. Er tat es und dann wurde es lange still. Was er gerade sehen würde, wollte ich nach einiger Zeit erfahren. Mit völlig verändertem Tonfall, keineswegs mehr abwehrend oder belustigt, sagte er: „Jesus steht jetzt vor mir." Was er ausstrahlen würde, fragte ich weiter. „Der hat so gute Augen." Und dann begann dieser sonst so verhärtete und verkrustete Mann erst sehr verhalten, dann bitterlich zu weinen. Was das für Tränen seien? „Es fällt so viel Druck ab, wenn der mich anschaut." Was sein Blick denn zeige? „So viel Güte und Wärme." Ob er sich von Jesus einmal umarmen lassen wolle? Er willigte ein und die Tränen rollten ihm nur so über die Wangen. Noch lange blieb er bei Jesus, bevor er aus der Imagination wieder zurückkam.

Tief beeindruckt von dieser Imagination sagte er im Nachgespräch, dass es in der Kirche früher anders gewesen sei. Da wäre es sehr streng zugegangen und es hätte geheißen, dass die Menschen alle Sünder seien. Deshalb sei er auch ausgetreten, er habe es nicht mehr hören können. Dieser Mann suchte in der Folge dieser und weiterer Imaginationen des Öfteren auch das explizite Gespräch über religiöse Fragen. Deren gemeinsamer Grundtenor war: Kann das denn stimmen, dass – einmal angenommen – es Gott gibt, dieser wirklich so gütig und nicht streng sei? Immer wieder bejahte ich seine bangen Fragen. „Gott ist kein Buchhalter. Er liebt dich so unvollkommen, wie du bist."

Hilfe bei Depression: Die Quelle des Geliebtwerdens erfahren
Eine Frau, Mitte des sechsten Lebensjahrzehnts, litt unter Depressionen. In der Mitte ihrer Problematik standen massive selbstaggressive Tendenzen. Ich schlug ihr deshalb eine Imagination zur „Quelle des Geliebtwerdens" vor.

Nach einer längeren Entspannungsphase begannen sich die Bilder einzustellen. Die Imaginierende befand sich am Strand. An ihrer Seite stand die innere Verbündete, eine wohlmeinende und tatkräftige Frauengestalt. Das Wetter war trübe und regnerisch (Symbol für ihre depressive Gestimmtheit), das Meer ziemlich grau. Ich bat sie, ihrer Verbündeten ganz die Führung zu überlassen. Diese möge ihr den Weg zum Ort des inneren Geliebtwerdens zeigen. Die Begleiterin rührte sich allerdings nicht von der Stelle. Nach einiger Zeit aber hob sie den Arm und wies weit auf die See hinaus. „Ich soll offenbar auf das Meer hinausschauen", sagte sie, tat es und wartete. Es zeigte sich nichts. Ich ermutigte sie, noch einmal ganz weit bis zum Horizont zu blicken. „Der ist nur zu ahnen, da ist alles grau in grau, Himmel, Meer, das ist eine einzige dunkle Suppe." Trotzdem folgte sie meiner Aufforderung. Nach einer Weile begann sich die Lage zu verändern. „Ganz weit hinten kommt die Sonne etwas durch die Wolken." Sie möge sich jetzt nur noch auf die Sonne ausrichten und warten. Und tatsächlich, Stück für Stück wurde diese größer. „Die kommt näher", bemerkte sie erstaunt. Dann schwieg sie wieder eine Zeit, um anschließend festzustellen: „Jetzt ist es ziemlich hell hier." Ob sie sehen könne, welche Farbe die Sonne habe? „Die ist zu einem gelbgoldenen Licht geworden." Was das ausstrahle, wollte ich erfahren.

„Liebe – und ganz viel Wärme." Von beidem möge sie sich bestrahlen lassen und dabei weiter in die Mitte der goldgelben Sonne schauen. Sie tat es und rief dann fast erstaunt aus. „Da kommt jemand heraus. Kann das sein?" Wer denn da komme, fragte ich sie. „Eine Madonna – wie die Mutter Gottes, Maria", so suchte sie nach Wörtern, die deutlich machten, was sie erlebte und sah. Ob sie sie näher beschreiben könne? Es dauerte wieder eine Weile, dann: „Die hat ganz zarte weiche Hände und einen leuchtend blauen Umhang." Ich bat die Klientin, nach dem Gesicht der Madonna zu suchen. Da begann sie zu weinen. „Sie tröstet mich, sie schaut mich so liebevoll an, mein Herz wird ganz warm." Sie möge diese Wärme, so gut es geht, durch den ganzen Körper und durchs Gemüt ziehen lassen und die Mariengestalt bitten, sie solle das Gesicht der Klientin ganz behutsam in die Hände nehmen. Wieder weinte sie sehr. „Die meint es so gut mit mir." Noch lange verweilte die Gesprächspartnerin in der Nähe von Maria, dann begann diese Gestalt wieder zu verblassen und sie stand allein mit der Verbündeten am Strand. Diese lächelte ihr aufmunternd zu. Das Wetter hatte sich erheblich verbessert.

Eigentlich habe sie mit der Kirche abgeschlossen, konstatierte die Klientin im Nachgespräch. Trotzdem – diese Begegnung habe sie sehr berührt. Fast verschämt äußerte sie dann noch: „Maria hat auch etwas zu mir gesagt, das wollte ich erst gar nicht berichten. Sie sagte: ‚Endlich bist du da.‘ Das hat mich ziemlich verwirrt. Ich muss darüber nachdenken."

Hilfe zur Überwindung der Sucht: Sinn und Frieden finden
Ein schon längere Zeit alkoholsüchtiger Mann klagte über Gefühle innerer Unruhe und tiefer Sinnlosigkeit. „Ja, ich habe meinen Job, und der ist auch gut bezahlt, aber mich füllt das alles schon lange nicht mehr aus. Eigentlich habe ich diesen Zahlen noch nie etwas abgewinnen können. Bereits das BWL-Studium war ein Fehler." Da eine wesentliche Wurzel süchtigen Seins und Verhaltens die Sinnleere ist, schlug ich ihm eine Imagination zum „inneren Sinnsucher" vor, der ihn zu den „wartenden Werten" führen sollte.

Schon bald erschien die Gestalt. In der einen Hand hielt sie eine Laterne, mit der anderen bedeutete sie dem Imaginierenden, ihr zu folgen. Schnurstracks und in zügigem Tempo ging sie voran, der Klient kam kaum hinterher. Lange wanderten beide durch dunkle Gegenden, Straßen und Tunnel (Symbol dafür, wie weit er sich von den für ihn wichtigen Werten entfernt hatte). Dann verlangsamte sich das Tempo, der Sinnsucher blieb stehen. „Hier ist aber nichts zu sehen", beklagte sich mein Gesprächspartner fast unwillig. „Gar nichts?", fragte ich ihn. „Da stehen so ein paar Ruinen herum, zerfallene Gebäude." Ob er das einmal näher beschreiben könne? „Sieht aus wie ein alter Markt – oder wie ein Domplatz aus dem Mittelalter. Da ist auch eine eingefallene Kirche (Symbol für den verstopften Zugang zur spirituellen/religiösen Dimension in seiner Tiefe) – ich glaube, das ist ein Vorplatz zu einem alten Gotteshaus. Aber – was soll ich hier?" Er möge bitte warten, was sein Begleiter ihm bedeuten werde. Der blieb einfach stoisch stehen. „Und nun?", fragte mein Klient zunehmend entrüstet. „Nun sind Sie wohl am Ziel", entgegnete ich. Er möge noch einmal genau hinsehen und sagen, ob ihm irgendetwas ganz besonders auffiele. „Na ja, diese Kirche war wohl einmal ein prachtvoller Dom. Aber der ist jetzt eine Ruine." Er solle den Dom doch einmal bitten, sich nicht in seiner zerfallenen, sondern in seiner ganz ursprünglichen Gestalt zu zeigen.

Und dann geschah es: Stück für Stück erstrahlte er in seinem alten Glanz. Die eben noch gereizte Stimmung des Imaginierenden veränderte sich. Fast ehrfurchtsvoll beschrieb er das imposante und strahlende Bauwerk. Auch der Sinnsucher machte sich wieder bemerkbar. Er wies auf das Eingangsportal und bedeutete dem Klienten, ihm in den Dom hineinzufolgen. Und dann schoss der Mann während der Imagination in seinem Stuhl regelrecht nach hinten gegen die Lehne. „Das ist gleißend hell hier", rief er aus. Langes Schweigen. Was diese Helligkeit denn ausstrahle? „Die ist heilig", entfuhr es diesem ansonsten sehr säkular eingestellten Menschen. Ich bat ihn, weiter in die Mitte des Heiligen zu schauen. Langsam fasste er sich wieder. „Da sind zwei Hände in der Mitte, die eine Weltkugel halten." Er möge doch weiter in die Mitte gehen. Zögerlich setzte er sich in Bewegung. Seine Ehrfurcht vor diesem Ort war ihm anzumerken. „Da erscheint eine Lichtkugel über der Erde." Er schaute auf mein Geheiß in die Lichtkugel hinein. „Jetzt höre ich Musik. Das kann man gar nicht beschreiben", murmelte er. Was diese denn in ihm auslöse, wollte ich erfahren. Ganz in sie versunken, schwieg er lange Zeit. Ich wiederholte meine Frage und er sagte ganz leise: „Frieden, ganz tiefen

Frieden". Ich bat ihn, dieses Gefühl noch lange einwirken zu lassen und dann aus der Imagination wieder zurückzukommen.

Im Nachgespräch zur Imagination unterstrich ich lediglich noch einmal, dass kein Mensch von außen, sondern seine eigene Seele ihn tief in die von ihm ansonsten eher belächelte religiöse Sphäre geführt habe. Und wir sprachen über eine Grundthese der Anonymen Alkoholiker, die die Bedeutsamkeit des Glaubens an eine höhere Macht nicht nur für den Weg aus der Sucht heraus betonen. Auch das Hineingeraten in sie gründet nach deren Meinung in einem Mangel an gefühlter und erlebter Spiritualität/Religiosität.

Partnerschaft: Den gemeinsamen Raum von Sexualität und Liebe erleben

Ein Mann, Mitte dreißig, konnte seiner Partnerin nicht treu sein. Hin und wieder erlag er dem erotischen Reiz anderer Frauen, den er einerseits suchte und von dem er andererseits angezogen wurde. Die Ehe kam in die Krise. Gleichzeitig aber beteuerte er, dass er seine Frau lieben würde. Er wüsste nicht, wie er dieses Dilemma lösen sollte. Wir wanderten deshalb in den gemeinsamen Raum von Sexualität und Liebe.

Nach der Entspannungsübung zeigte sich zunächst das Land der Liebe, eine grüne weite Ebene mit wohltuender Ausstrahlung. Ich bat den Imaginierenden, in die Mitte dieses Landes hineinzuschauen und auf die Gestalt der Liebe zu warten. Schon bald erschien eine in weiße, fließende Gewänder gekleidete, zeitlos anmutende weibliche Gestalt. Ihr Gesicht strahlte große Klarheit aus und war ihm zugewandt. Sodann tauchte eine ebenfalls sehr gütige männliche Gestalt auf. Lange ließ er beide auf sich wirken. Körper und Gefühl entspannten sich, eine wohltuende Wärme durchströmte ihn. „Hier ist endlich Ruhe und Frieden", seufzte er und atmete immer ruhiger und tiefer durch.

Dann bat ich ihn, in das Land der Sexualität weiterzuwandern. Die Umgebung wurde grauer und felsiger. Vor einem Höhleneingang posierte in reichlich machohaften Gebärden ein nur spärlich bekleideter Mann, der so eine Art Siegerkranz auf dem Kopf trug. Vor ihm lag eine Frau, die in eine graue Decke gehüllt war (die Szenerie hier insgesamt ein Symbol für die gegenwärtige Verfassung seiner Sexualität). Das Ganze verbreitete eine eher bedrückende Atmosphäre. Das eben noch freie Körpergefühl des Imaginierenden wurde beklemmender und vor allem kühler. Ich forderte ihn auf, auch diese Gefühle so dicht wie möglich wahrzunehmen und einwirken zu lassen. „Nun reicht's aber", stieß er nach einiger Zeit aus, „das wird jetzt sehr unangenehm." Wenn möglich, so sagte ich, solle er die Gefühle noch eine kleine Weile weiter aushalten. (Ihm sollte emotional so deutlich wie nur irgend möglich werden, wie unangenehm er selber in seiner Tiefe seine gegenwärtig gelebte Sexualität empfand.) Sodann bat ich ihn, nun die Gestalten der Liebe zu sich zu rufen. Alsbald kamen sie. Mit jedem Schritt, den sie in dieses felsige Land machten, erhellte es sich ein Stück weiter. Der Macho schaute erstaunt auf die sich nähernden Besucher, die Frau erhob sich verwundert aus dem Staub. Dann waren beiden Gestalten der Liebe ganz nah. Zum großen Erstaunen des Imaginierenden schimpften sie aber nicht mit dem Macho. Nein, sie stellten sich mit einladender Geste nur in seiner Nähe auf. Die Szene begann sich zu verändern. Der ichverliebte Mann legte den Kopfschmuck ab, das Weib ihre graue Decke. Beide nahmen sich an den Händen und schauten einander liebevoll an. Dann wandten sie sich gemeinsam zu den Gestalten der Liebe, verneigten sich vor diesen und nahmen in einander zärtlich zugewandter Haltung vor ihnen Platz. Die Landschaft hatte sich ebenfalls völlig gewandelt. Sie war tiefgrün, ganz in der Nähe ergoss sich ein mächtiger Wasserfall. Es breitete sich eine große Ruhe und Harmonie im Imaginierenden aus. „So ist es richtig", brachte er zum Ende der Imagination aus seinem tiefen Inneren erleichtert und entspannt hervor.

Das Nachgespräch zeigte bald, dass er die Botschaft der Imagination verstanden hatte. Sexualität wird kalt und grau, wenn sie sich von der Liebe trennt. Sehr beeindruckt hatte ihn weiterhin, dass die Liebe den Macho nicht verurteilt hatte, sondern in einladender Geste auf ihn zugegangen war. Das sei so wohltuend anders gewesen als bei all diesen Moralaposteln in seinem Bekanntenkreis.

Aussöhnung mit einer Abtreibung: Imagination zum Regenbogen
Eine Frau, noch nicht ganz 50 Jahre alt, hatte vor langer Zeit eine Abtreibung vornehmen lassen. Sie meinte das Geschehene damals gut verarbeitet zu haben. Später hatte sie dann ihre Kinder bekommen. Immer wieder aber wanderten ihre Gedanken in der letzten Zeit zu dem nicht ins Leben gekommenen Kind. Da sei so

eine dumpfe, unterschwellige Trauer, die sich ihrer dann bemächtige. Ich schlug ihr eine Imagination zum nicht geborenen Leben vor. Sie war zwar nicht begeistert, aber willigte ein. Sie stand in einem dunklen Höhlensystem. Der Gang führte auf einen Teich oder kleinen See zu, in dessen Mitte zwei Seerosen schwammen. Eine melancholische Stimmung überfiel die Imaginierende. Sie möge bitte nur warten, was geschehen werde. Plötzlich schossen aus den beiden Wasserpflanzen zwei Feuerwerksraketen in die Höhe, die allerdings, noch bevor sie sich entfalten konnten, in der Luft „krepierten" (Symbol für das nicht ins Leben gekommene Kind), wie die Klientin zunächst sehr nüchtern feststellte. Kurze Zeit später fing sie bitterlich an zu weinen. Sie möge bitte weiter warten. Die Situation begann sich zu verändern. Es tauchte erst schemenhaft, dann deutlicher Licht auf. „Da ist ein Regenbogen", sagte sie verwundert. Er wölbte sich von einem Ende des Sees zum anderen. Und wieder etwas später sah sie mit tiefer Ergriffenheit, wie zwei ganz kleine Wesen unbeholfen, aber unbeirrt den Regenbogen nach oben krabbelten, dann verschwanden sie im Licht. Viele Tränen rollten ihr über die Wangen.

Im Gespräch nach der Imagination kam noch einmal große Trauer zum Ausdruck. Anders als vorher aber empfand sie auch eine innere Ruhe und ein mit dem Geschehen von damals versöhntes Gefühl, dass sie so bislang noch nicht gekannt hatte. Wir sprachen über die Frage, wohin das ungeborene Leben gegangen sei. „Ihr Unbewusstes", so sagte ich ihr, „hat da offensichtlich große Gewissheit. Dieses Kind ist nicht verloren gegangen, es ist im Licht." In weiteren Gesprächen griff die Klientin die religiöse Dimension dieser Thematik nicht weiter auf, der innere Frieden aber hielt an.

Psychosomatik: Imagination zum inneren Heiler
Eine Frau litt schon lange Jahre an Morbus Crohn, einer Darmerkrankung, die mit heftigen Durchfällen einhergeht. Wir imaginierten zum inneren Heiler.

Nach anfänglichen Schwierigkeiten zeigte er sich, eine kleine weißhaarige Männergestalt mit uraltem Gesicht und hellwachen Augen. Die Imaginierende möge ihn bitten, sie weiter in ihren Darm und dort zur erkrankten Stelle zu führen. Er setzte sich in Bewegung und begleitete sie durch ein schlauchartiges weiches Gebilde, das sie als ihren Darm identifizierte. Dann waren sie vor Ort. „Da sind überall Verkrustungen und dunkle Platten an den Wänden", sagte sie. „Bitte nur dem Heiler jetzt die Regie überlassen", entgegnete ich ihr. Der machte sich ans Werk. Immer und immer wieder löste er Krusten und Platten, bis schließlich die gesunde hellere Wand zum Vorschein kam. So ging das eine ganze Weile. Dann bedeutete der Heiler ihr, sie solle ihm folgen. Er öffnete eine Klappe auf dem Schlauchboden und beide stiegen noch einmal weit in die Tiefe hinab. Von Ferne hörte sie ein Wimmern und Weinen. Ich forderte sie auf, auf diese Klagelaute zuzugehen, und dann sah sie es: Da stand sie als Jugendliche in einem düsteren Raum vor ihrem Vater. Der war riesengroß, das Mädchen von damals mauseklein. Sie hörte, wie er sie mit üblen Schimpfwörtern bedachte: „Du Hure, du Flittchen ...", herrschte er sie an und schoss immer wieder mit spitzen Pfeilen auf ihren Bauch und Unterleib. Sie solle sich sofort neben die Jugendliche stellen, sie aus der Schusslinie herausnehmen und der Heiler möge sich schützend zwischen dem Vater und dem Mädchen postieren. Es geschah. Dann wandten sie und der Heiler sich ganz liebevoll dem Mädchen zu, das in heftigste Tränen ausbrach. Lange weinte sie sich bei ihr und dem Heiler aus. Beide trösteten sie. Nun bat ich die Imaginierende, sich in einem von ihr gewählten Abstand zusammen mit dem Mädchen und dem Heiler vor dem Vater aufzustellen. Sie spürte, wie jetzt statt verzweifelter Tränen eine maßlose Wut in ihr aufstieg. Auch diese möge sie bitte immer weiter kommen lassen und dem Vater gegenüber ausdrücken. Und dann ging es los. Es entlud sich dem Vater gegenüber ein regelrechtes Zornesgewitter. Alte, lange aufgestaute Wut brach sich Bahn, am Ende dieser Entladung schlich sich der Vater zusammengefallen von dannen. Die Jugendliche klatschte Beifall. Der Raum hatte sich erhellt. Sie schaute zum Heiler hinüber, der sie mit einem aufmunternden Blick ebenfalls bestätigte. Schließlich trat sie den Rückweg durch den Darm an. Der sah insgesamt deutlich heller aus als vorher. Aber, so stellte sie bei seinem Anblick fest, „hier gibt es noch viel zu tun".

Im Nachgespräch gingen wir ausführlich auf das Vaterthema ein. In wünschenswerter Deutlichkeit kam zum Vorschein, dass das bislang nie wirklich bearbeitet worden war. Viele dunkle Gefühle wie ohnmächtige Wut, Trauer, Schmerz hatte sie über die Jahre hinweg immer wieder in sich hineingefressen, so lange, bis sie offensichtlich angefangen hatten, ihren Körper von innen her aufzufressen. Da ich mit dieser Klientin nur sporadische Gespräche geführt habe, kann ich über den weiteren Verlauf der Erkrankung beziehungsweise Heilung keine verlässlichen Angaben machen. Wie wirksam die „Behandlung" durch die inneren Gestalten aber sein kann, zeigt eine Imagination, die ich mit einer anderen Frau durchgeführt habe, die ebenfalls an Morbus Crohn litt. Wir entschlossen uns nach heftigen Durchfällen, die sie wieder einmal gehabt hatte, zur inneren Heilerin zu wandern.

Nahe einem Wald sah sie ein altes Kräuterweiblein mit einer Katze auf der Schulter stehen, das ihr zuwinkte, sie solle näher kommen. Zwischen der Alten und der Imaginierenden lag ein Bach mit einer Brücke. Die Frau entschloss sich, auf die Gestalt zuzugehen. Diese griff nach ihrer Hand und wanderte mit ihr in den Wald hinein. Nach längerer Zeit gelangten sie an eine kleine, unauffällige Hütte. Das Weiblein öffnete die Tür und bat die Imaginierende einzutreten. Diese zögerte zunächst, doch dann fasste sie Vertrauen. Die Hütte war karg eingerichtet. Auffällig war ein Bett, das in einer Ecke stand. Das Kräuterweiblein bat die Frau, sich darauf zu legen, was sie auch tat. Plötzlich wurde das Bett von einer hellen, warmen Lichtglocke eingehüllt, und die Imaginierende konnte außer dem Licht gar nichts mehr sehen. Allein die Hand der Alten spürte sie noch, die sich fest um die ihre gelegt hatte. Mit der anderen Hand strich das Weiblein immer und immer wieder über den Bauch der liegenden Frau, die fühlte, dass es dort zu arbeiten und zu rumoren begann. Das ging eine ganze Weile so weiter; dann verschwand das Licht. Das Kräuterweiblein schaute die Imaginierende freundlich an und bedeutete ihr zu gehen.

Noch einmal in der folgenden Nacht tauchten die Durchfälle auf, dann war Ruhe. Jahre nachdem die Gesprächsreihe beendet war, traf ich sie zufällig wieder und fragte sie nach dem Stand der Dinge. Sie erinnerte die Imagination lebhaft und sagte, dass sich die Beschwerden, wenn auch nicht aufgelöst, so doch ganz erheblich verringert hätten – und zwar nach dieser Imagination.

Transplantation: Begegnung mit dem Organspender
Ein Mann, der schon vor langer Zeit in einer äußerst komplizierten Operation ein für ihn lebenswichtiges Transplantat erhalten hatte, mit dem er von Stund an gut lebte, spürte über die Jahre hin-

weg immer wieder den Wunsch, Kontakt zu seinem Organspender aufzunehmen. Im realen Leben war dies nun naturgemäß nicht mehr möglich. Der Spender war tot. Wir machten deshalb eine Imagination zum inneren Heiler und wollten ihn um Rat fragen. Der erschien sehr bald. Er schaute den Imaginierenden längere Zeit prüfend und wohlwollend an. Weiter geschah nichts. Dann tauchte am Horizont ein Licht auf, das sich zu einer Art lichter Gestalt verdichtete. Dieses Wesen kam näher und urplötzlich brach der ansonsten doch recht raubeinige Mann in lautes Weinen aus. Was geschehen sei, wollte ich erfahren. „Das ist mein Organspender", gab er ergriffen zur Antwort. Anschließend schwieg und weinte er. Nachdem er wieder sprechen konnte, berichtete er, der Heiler habe ihn und den Organspender ganz nah zusammengerückt und eine verbindende, segnende Geste gemacht. Schließlich begann sich das lichte Wesen wieder zurückzuziehen und er war wieder mit seinem Begleiter allein.

Spirituelle/Religiöse Symbole in Träumen

Religiöse Symbole finden sich nicht nur in Imaginationen, sondern ebenso in Träumen. Dazu einige Beispiele.

Ein depressiver, schwer krebskranker Mann stand zu allem Überfluss wirtschaftlich auch noch vor einer großen Pleite. In dieser verzweifelten Situation hatte er folgenden Traum.

Er befand sich in einer dunklen Landschaft, um ihn herum war es rabenschwarze Nacht. Vor ihm lag ein kleiner Hügel, den er hinaufzuklettern begann. Schon bald sah er von der anderen Seite der Erhebung eine Gestalt näher kommen. Voller Entsetzen erkannte er seinen ihm aus der Realität wohlbekannten ärgsten Widersacher. Panik, Entsetzen, Mutlosigkeit bemächtigten sich seiner. Kurz bevor beide den Gipfel erreichten, geschah etwas Merkwürdiges. Von oben her begann es hell zu werden. Erstaunt schaute er in die Höhe. Am Himmel fand ein regelrechtes Lichtereignis statt. Gebannt blickte er in das Licht hinein. Dort formte sich immer deutlicher ein Gesicht. Endlich konnte er es erkennen und sah in das Antlitz einer Mariengestalt, deren Augen ihn mit unendlicher Güte und Freundlichkeit anschauten. Er empfand tiefen Trost.

Starke Kontrollzwänge machten einer Frau das Leben zur Hölle. Sie träumte, dass sie sich in dunkler Nacht auf einem Friedhof befand und hinter einem Grabstein kauerte. Plötzlich wurde es inmitten der Gräber immer heller und dann verschlug es ihr den Atem. Die Helligkeit formte sich zu einem Lichtkegel, in dem sie den auferstandenen Christus sah. Im Traum hörte sie sich noch selbst sagen: „Dann ist das Ganze also doch wahr!"

Eine andere Frau kam zum Gespräch, um an ihrer persönlichen Weiterentwicklung zu arbeiten. Das sei ihr ein Anliegen und bereite ihr Freude. Neben manch anderen Themen sprachen wir auch über Spiritualität und Religion. Sie sei früher viel in die Kirche gegangen, habe sich aber aus ihr selbst auch nicht so ganz klaren Gründen weiter von der Gemeinde entfernt. Sie habe weder Vorbehalte gegen, aber auch keine sonderliche Nähe mehr zu ihr. Im Zusammenhang der Gespräche über dieses Thema stellte sich eine kleine religiöse Traumreihe ein, die sie sehr beglückte.

Zunächst träumte sie, sie säße in einem Gottesdienst in einer ihr unbekannten Kirche. Es sollte das Lied: „Ach bleib mit Deiner Gnade bei uns, Herr Jesu Christ" gesungen werden. Die Orgel begann schon zu spielen, während sie noch fieberhaft im Gesangbuch nach der Seite suchte. Die Gemeinde fing an zu singen, verzweifelt suchte sie weiter, fand aber die richtige Stelle nicht. Dann wachte sie auf. Sie verstand den Traum so: Da nicht irgendein Lied, sondern dieses eine, ganz bestimmte gesungen werden sollte und sie es nicht hatte finden können, sei das wohl ein Hinweis darauf, dass sie sich von einem Leben aus der Gnade Gottes sehr entfernt habe. Ich stimmte ihr in der Deutung zu. Einige Zeit später kam ein neuer Traum, nur ein einziges Bild. Sie sah im Schlaf einen in überwältigendem Glanz erstrahlenden Dom vor sich stehen. Dieser Anblick löste ein tief erleichterndes und befreiendes Gefühl in ihr aus. Im Gespräch äußerte sie: „Das war wie nach Hause kommen, endlich da sein." In einem letzten Traum aus dieser Reihe befand sie sich draußen auf der Straße. Die Umgebung war ihr zwar nicht bekannt, trotzdem wusste sie, dass sie dort wohnen würde. Es war ein warmer Frühlingstag, Vögel zwitscherten. Dieser Gesang zog sie in seinen Bann und sie suchte, wo denn die Tiere wären, die ein so schönes Konzert veranstalteten. Sie konnte sie nicht finden. Stattdessen glitt eine weiße Taube durch die Straße und verschwand wieder. Ihr Gefühl bei alledem war weit, leicht und frei. Sie deutete auch diesen Traum selbst: „Die Taube war der Geist Gottes, der mich auf meinem Weg begleitet. Das erfüllt mich mit tiefer Zuversicht."

Sowohl die zuvor geschilderten Imaginations- als auch die Traumbeispiele ließen sich fortsetzen. Ich will das aus Platzgründen nicht tun. Einige weitere religiöse/spirituelle Symbole seien aber zumindest noch erwähnt. Es zeigen sich häufig(er) das (göttliche) Auge, das einen Menschen sehr liebevoll anschaut, Engel- und auch andere Lichtgestalten, die Trost und Liebe ausstrahlen, der (gute) Hirte, also ein Christussymbol, der Schutz und Geborgenheit vermittelt, der brennende Dornbusch, ebenfalls ein Gottessymbol, ein weitender und befreiender Wind, ein Symbol für (heiligen) Geist. Dass viele der bislang erwähnten Symbole dem christlichen Kulturkreis angehören, liegt lediglich daran, dass meine Gesprächspartner ihm entstammen. Genauso gibt es natürlich religiöse Symbole aus anderen Kulturen wie etwa die Buddhagestalt, die öfter in Imaginationen erscheint.

Weiterhin existiert eine Fülle weiterer Symbole, die sich letztlich auch der spirituellen Sphäre zuordnen lassen. Das sind die Gestalten der inneren Freiheit, Verantwortlichkeit, Freude, Leichtigkeit, Hoffnung, Zuversicht, Dankbarkeit und viele andere. Genau wie in den oben geschilderten Beispielen teilt sich den Imaginierenden in ihrer Gegenwart deren Energien spürbar und heilsam mit.

Zugang zum echten Gewissen finden

Jeder Mensch hat ein Gewissen. Viktor E. Frankl nennt es das Sinn(findungs)organ, bezeichnet es also als innere Orientierungshilfe im Dschungel der vielfältigen Wahlmöglichkeiten, denen wir tagtäglich gegenüberstehen. Mit ihm haben wir in unserer Tiefe gleichsam ein „Navigationsgerät", das uns einigermaßen zielsicher durch die zuweilen unübersichtlichen Wegstrecken unseres Lebens führen kann. Diese Instanz in uns will verhindern, dass wir die falsche Abbiegung nehmen. Sie möchte dazu beitragen, dass unser Dasein ge- und nicht misslingt.

Das überfremdete Gewissen

In unserer Zeit vom Gewissen zu reden ist nicht leicht. Bei vielen Zeitgenossen ruft dieses Wort auf der Stelle eine ebenso starke wie diffuse Abwehrreaktion hervor. Fordert man einen Menschen auf, sich einmal zu fragen, ob das, was er tut, auch das ist, was sein Gewissen ihm sagt, bekommt man leicht zu hören: „Hör auf mit deinem moralingesäuerten Reden! Willst du mir Schuldgefühle machen? Mir schreibt keiner vor, was ich tun soll, ich tue, was ich will!" Oder auch, aggressiv und oft viel zu schnell und ohne Nachdenken vorgebracht: „Stell dir vor, das habe ich bereits getan – und mein Gewissen findet das richtig gut, was ich tue – und jetzt lass mich in Frieden!"

Genaueres Hinsehen zeigt sehr schnell, dass das recht merkwürdige Erwiderungen sind. Warum? Weil sie im Grunde gar nicht auf die gestellte Frage, sondern auf etwas völlig anderes antworten. Die Antwort auf die eigentliche Frage müsste nämlich ganz einfach lauten: „Mein Gewissen sagt Ja – oder auch: Nein – zu dem, was ich tue." Die geschilderten Aussagen reagieren vielmehr auf einen vermuteten oder tatsächlichen Vorwurf, auf Einengung und befürchtete Fremdbestimmung. Dagegen sollen sie schützen und dem eigenen Ich den Raum verschaffen, in dem es sich verwirklichen kann. Dieses Anliegen ist zunächst sehr verständlich. Schaut man etwas weiter in die Geschichte zurück, war das Leben von Menschen viel zu sehr in ein Normenkorsett hineingepresst worden, das mit ihren eigenen Wertvorstellungen nicht allzu viel zu tun hatte. Anstatt auf das eigene Gewissen hören zu dürfen, schrieben Tradition, Kirche, Staat und Erziehungen ihnen strikt vor, was sie für richtig und für falsch zu erachten hatten: den richtigen Glauben, die standesgemäße Heirat, das erwartete Rollen- und korrekte Benimmverhalten, den verbindlichen Ehrenkodex und so weiter. Und auf den, der sich nicht daran hielt, wurde so lange eingeredet, bis er ein schlechtes Gewissen bekam.

Das alles ist keineswegs nur Geschichte. Solcherlei Tendenzen gibt es auch heute. Die Vermittlung von Schuldgefühl als Stilmittel der Erziehung ist nach wie vor hoch im Kurs. Das gilt für die individuelle und gesellschaftliche Ebene gleichermaßen. „Wenn du nicht tust, liebes Kind, was Mama und Papa wollen, dann werden sie sehr traurig. Und Mutti ist schon ganz krank, weil du so böse bist." – „Stell dir vor, die Meiersche hat doch tatsächlich Mann und Kinder verlassen – nur wegen diesem anderen Kerl." – „Guck mal, der ist ein Schwuler." – „Der hat aber komische Ansichten. Wenn das man mal kein Roter oder sogar ein Terrorist ist." Und in so mancher Predigt wird immer noch die Botschaft vermittelt, dass der liebe Gott auch weiterhin alles sieht und all das, was ihm (präziser: seinem Bodenpersonal) nicht gefällt, strafen wird.

Dagegen, dass den Menschen Dinge ins Gemüt hineingepresst, ihnen Maßstäbe des Seins und Verhaltens implantiert werden, die nicht ihre sind, nach denen sie sich aber dennoch richten sollen, wehren sie sich zu Recht! So etwas ist nicht nur unbekömmlich, es macht Körper und Seele regelrecht krank. Es verursacht Schuldgefühl, ruft Angst hervor, erstickt Kreativität, verhindert die Selbstentfaltung – und dagegen muss man vorgehen! All das hat mit dem wirklichen Gewissen nichts zu tun.

Sich nicht mit seinem Gewissen auseinandersetzen zu wollen hat aber noch einen anderen Grund: die Ego-Kultur unserer Zeit. Menschen wollen von ihm auch deshalb nichts hören, weil sie Angst davor haben, ihrem aufgeblähten Ego Grenzen setzen zu müssen. Sie fürchten die Unannehmlichkeiten eines angemessenen Verzichts auf Gier, Genuss und Geltung. Und so wird es kurzerhand abgeschafft, damit die Bahn für einen schrankenlosen Libertinismus frei ist, dessen Leitsatz das Lustprinzip und alleiniger Maßstab das eigene Ich ist. Dass diese Grundhaltung den Einzelnen, die Gesellschaft, die Gemeinschaft der Völker und auch die Natur krank macht und zerstört, beginnt zumindest manchen zu dämmern.

Das Gewissen als Freund

Aus den nun genannten Gründen wird das Gewissen oftmals eher als Feind erlebt. Das echte Gewissen ist aber alles andere als unser Gegner. Im Gegenteil: Es ist einer der treuesten Freunde, Ratgeber, Wegweiser, Lebenshelfer, die wir haben. Es will unser Wohl, nicht unser Wehe, steht auf unserer Seite, ist für und nicht gegen uns. Diese innere Stimme ist außerordentlich klug und weise, tief-, weit- und hellsichtig, unbestechlich, klar. Sie weiß, was wir brauchen, was richtig und falsch für uns ist, was wir eher tun und besser lassen sollten. Sie mischt sich ein, macht den Mund auf, sagt, was sie denkt, schaut hin und nicht weg, ergreift Partei für die Wahrheit, betrügt nicht, will, dass unser Leben gelingt und heilt und nicht misslingt und leidet.

Natürlich, das Gewissen ist kein blinder Jasager, es schönt und verschweigt nicht, redet unserem Ego nicht nach dem Munde, mutet uns auch etwas zu, fordert heraus, verlangt uns etwas ab. Es dreht sein Fähnlein nicht nach dem Wind, heult nicht mit den Wölfen. Aber wir wissen alle, dass wir auf einen Freund, der das täte, genauso gut verzichten könnten. Nein, unser Gewissen nimmt uns ernst, achtet uns in unserer Würde, wertschätzt uns. Woher aber kommt das Wissen des Gewissens? Und warum ist es sich so gewiss in dem, was es uns sagt?

Leben ist keine wertleere Veranstaltung, kein weißes unbeschriebenes Blatt Papier, auf das wir, weil wir diesen Zustand der Sinnlosigkeit nicht aushalten, nun willkürlich irgendwelche Werte aufschreiben, die uns gerade passend erscheinen und die wir morgen, weil sie unserem Ego oder Profit nicht zuträglich sind, wieder umformulieren. Nein. Zum Wesen des Lebens gehört es, dass mit ihm – und zwar unabhängig von unserer Subjektivität – Werte gegeben, ihm eingestiftet sind. Leben ist von Grund auf und zutiefst wertvoll und werthaltig. Ihm liegt eine nicht vom Menschen erfundene, sondern vielmehr eine von ihm gefundene (!), vom Leben selbst gegebene Werteordnung zugrunde. Darauf hat der wohl größte Wertephilosoph des 20. Jahrhunderts, Max Scheler, hingewiesen. Man kann hier also von einem praemoralischen Wertebewusstsein, einem Wissen um Gut und Böse sprechen, das uns allen – und zwar unabhängig von unserer Erziehung – ins Herz geschrieben ist. Hierzu gehört ebenfalls, dass wir ein Gefühl für die Rangfolge von Werten haben, dass also keinesfalls alles gleich gültig, gleich wichtig ist. Vielmehr gibt es Werte, die Priorität vor anderen haben.

Diese Werte sind sozusagen Urwerte oder „Wertuniversalien", wie Viktor E. Frankl sie nennt. Man könnte auch sagen, es sind Rahmenpläne, an denen sich alles konkrete Handeln und Entscheiden orientiert und die das Alltägliche fundieren. Diese den Menschen ins Gewissen eingeschriebenen Grundwerte sind dann im Verlaufe der Geschichte immer wieder auch aufgeschrieben worden, etwa in den zehn Geboten oder auch in der Bergpredigt Jesu. Andere Religionen haben sie auf ihre Weise notiert und Untersuchungen haben gezeigt, dass sich diese Werte bei aller Unterschiedlichkeit in den Grundzügen sehr ähnlich sind!

Ins Konkrete gewendet: Ein Manager steht vor der Entscheidung, ob er mit eher unlauteren Mitteln Geschäfte zu seinem und seiner Firma Vorteil machen soll oder ob er fair arbeitet, auf die Gefahr hin, dass er und sein Unternehmen dann einen geringeren Profit einstreichen. Das Erstere wäre für ihn das Angenehme, Letzteres das Wahre. Wenn er sich nun nicht selbst belügt, wird er, auch ohne ein großer Wertephilosoph sein zu müssen, in seinem Gewissen die Antwort auf die Frage ohne größere Mühe spüren können. Die Wahrheit hat Vorrang vor den Annehmlichkeiten, die ein Betrug mit sich bringen würde.

Die normale Argumentation vieler Menschen unserer Zeit lautet an dieser Stelle allerdings kurz und bündig: „Warum sollte ich ehrlich sein? Dann bin ich doch nur der Dumme! Wenn ich nicht erwischt werde, dann betrüge ich. Ich bin doch nicht blöd."

Dieses Beispiel lässt sich auch kleinformatig buchstabieren. Ein Autofahrer fährt auf dem Parkplatz gegen ein anderes Auto. Keiner sieht es. Er flüchtet und lacht sich ins Fäustchen, weil er so clever ist und ohne Probleme davonkommt. Würde man ihn zur Rede stellen, kämen mit Sicherheit Ausreden: „Das machen doch alle! Reines Kavaliersdelikt. So ist das Leben eben." Auf diese Weise würde er versuchen, sein echtes Gewissen zum Schweigen zu bringen, da er natürlich weiß, dass er nicht, auch nicht um seines Vorteils willen, betrügen darf.

Und tatsächlich: Eine solche Haltung, aus der heraus wir unsere innere Stimme gern überhören, hat Vorteile – allerdings nur kurzfristig. Langfristig gesehen zerstört sie Leben, weil seine Grundgesetze Geltung haben. Daran ändert auch der Egoismus nichts. Genauso wie man ein Auto nicht mit Wasser betanken kann, kann man Leben nicht gegen die „Gebrauchsanweisung" des Gewissens führen. Und jeder auch nur halbwegs nachdenkliche Mensch kann und wird das aus seiner eigenen Erfahrung wissen.

Auf die beiden Beispiele bezogen, lässt sich sagen: Die in unserer Wirtschaftswelt weitverbreitete Profitgier, für die der Zweck alle Mittel heiligt, füllt zunächst die Kassen. Das stimmt. Sie treibt aber ebenfalls immer weiter in die soziale und ökologische Katastrophe hinein, die zumindest die Kinder von heutigen Wirtschaftskapitänen hautnah miterleben werden. Der Autofahrer, der anderen einen Schaden zufügt und dann einfach wegfährt, erspart sich erst einmal Ärger. Aber so ein Verhalten verstärkt soziale Rücksichtslosigkeit und Kälte, deren Opfer er morgen selber werden kann.

Die Vermittlungsarbeit des Gewissens
Unser Gewissen leistet noch mehr, als bislang beschrieben. Es ist nicht nur der innere Ort, an dem wir fühlen können, welche Grundwerte für Leben Gültigkeit haben. Es stimmt sie differenziert mit der individuellen Person und jeweiligen Lebenssituation ab. Weil das so ist, kann uns letztlich kein anderer sagen, was wir tun und lassen, welchen Weg wir gehen sollen. Denn jeder Mensch ist einmalig und einzigartig und steht als solcher in immer wieder neuen Lebensumständen. Unser Gewissen vermittelt also zwischen den großen Grundwerten, die für alle und das gesamte Leben gelten, einerseits und den jeweils ganz individuellen Bedürfnissen und Gegebenheiten andererseits.

Zur Veranschaulichung ein Beispiel: Ein universaler Wert ist die Liebe. Das Liebesgebot gilt für jeden, unabhängig von Ort, Zeit,

Nationalität, Kultur. Wie es sich für den einen und den anderen aber in seine konkrete Lebenssituation hinein übersetzt, ist unterschiedlich.

Es kann für einen übermäßig pflichtbewussten Menschen bedeuten, dass er damit beginnt, endlich auch einmal seine Grenzen zu akzeptieren und für sich selbst zu sorgen. So träumte eine Frau, die sich ständig für andere aufopferte, Folgendes. Sie hatte viele Gäste im Haus. Die Kaffeetafel war gedeckt. An jedem Platz stand ein Teller mit einem schönen Stück Kuchen darauf und eine Kaffeetasse. Auch an ihrem Platz. Man saß um den Tisch herum, unterhielt und amüsierte sich bestens. Sie selbst eilte unablässig umher und bediente. Endlich wollte sie sich hinsetzen. Nur da war ihr Teller leer, das Kuchenstück war fort.

Im Traum signalisierte ihr das Gewissen: Du übertreibst es mit der Liebe, du vergisst dich selbst dabei, pass auf, dass du nicht leer ausgehst, denn das ist auch nicht Sinn der Sache.

Ein anderer Mensch, der sein Leben bislang nicht sonderlich pflichtbewusst, sondern eher luxus- und geltungsorientiert geführt hatte, fand sich in einem Traum in einer einfachen bescheidenen Umgebung wieder. Auch hier stand ein großer Tisch, um ihn herum viele Stühle. Es wurden Freunde erwartet. Neben dem Träumer stand eine Mariengestalt, die ihn liebevoll anschaute und dann mit der Hand in Richtung Tisch wies. Schon im Traum spürte er unabweisbar, dass es hier eindeutig nicht darum ging, sich hinzusetzen. Er sollte die kommenden Gäste bedienen!

Beide Menschen reagierten nicht abwehrend, sondern nachdenklich. Sie tappten nicht in die Falle, das in ihren Träumen zu ihnen sprechende Gewissen als moralistische Instanz, die ihnen das Leben madig machen will, misszuverstehen. Sie erkannten die Gewissensstimme als das, was sie ist, als Lebenshilfe. Ich weise hierauf noch einmal extra hin, weil viele das nicht hinreichend realisieren. Hören sie von der Bergpredigt, den zehn Geboten oder anderen Wertsammlungen, von denen auch ihr inneres Gewissen weiß, assoziieren sie fast automatisch Einengung, Unfreiheit, Moralin.

Doch das ist ein riesiges Missverständnis. Kein Mensch käme ja auch beim Kauf eines technischen Geräts auf die Idee, sich darüber zu beschweren, dass ihm eine Bedienungsanleitung beigefügt ist. Im Gegenteil, ohne sie kann er das erworbene Gut nicht nutzen. Und das ist mit dem Leben nicht anders. Es wird nicht

gelingen können, wenn wir immer wieder gegen seine Gebrauchs-
anweisung verstoßen oder gar meinten, wir hätten eine solche
nicht nötig oder es gäbe sie gar nicht. Es gibt sie und wir haben sie
in unserem Gewissen jeden Tag und jede Nacht bei uns.
Nur der Vollständigkeit halber sei bemerkt, dass es auch so
etwas wie eine in der Geschichte fortschreitende Werterkenntnis
gibt. Nicht alles, was sich beispielsweise im großen Wertekanon
der zehn Gebote wiederfindet, können wir eins zu eins in die heutige Zeit übersetzen. Das spricht aber nicht gegen die These der
im Leben vorhandenen Grundwerte, sondern spiegelt lediglich
den dynamischen Erkenntnisprozess wider.

Zugangswege zum echten Gewissen

Leidensdruck macht mobil

Wie können wir wieder Anschluss an unser Gewissen finden? Was
ist nötig, um seine Stimme zu hören? Entscheidend ist zunächst die
Bereitschaft, das überhaupt wirklich zu wollen. Die ist häufig nicht
sonderlich ausgeprägt. Um sie zu fördern, kann es hilfreich sein,
sich noch einmal zu verdeutlichen: Das Gewissen ist unser Freund.
Wie das aber so ist mit Freunden – wenn sie einem nicht nur
angenehme, sondern zuweilen auch unangenehme Wahrheiten
sagen, hört man nicht so gern auf sie. Erst wenn das Kind in den
Brunnen gefallen ist, es einem wirklich schlecht geht, besinnt man
sich eines Besseren. Oftmals bringt uns also erst der Leidensdruck dazu, uns unser Gewissen ins Gedächtnis zurückzurufen.
Immer wieder spürte eine Frau sehr deutlich, dass sie nicht so
viel arbeiten sollte. Sie ignorierte diese Ahnung. Erst als ein Rü-
ckenleiden ihr das Leben zur Hölle machte, war sie bereit, auf ihre
innere Stimme zu hören.
Ein skrupellos auf Gewinn gepolter Unternehmensberater trug
Zeit seines Lebens dazu bei, andere in die Arbeitslosigkeit zu treiben. Nachdem seine Firma ihn selbst wegrationalisierte und er in
eine tiefe Sinnleere fiel, begann er über die Unmenschlichkeit solchen Tuns ernsthaft nachzudenken und sein bisheriges Berufsle-
ben kritisch anzuschauen.
Nun ist das allerdings kein Naturgesetz, dass wir immer erst
den Leidensdruck brauchen, um nach innen zu hören. Wer schlau
ist, tut es schon vorher!

Die Kunst des Unterscheidens
Um seine Gewissensstimme hören zu können, ist es wichtig, unterscheiden zu lernen. Was muss man wovon differenzieren? Zunächst einmal muss man sein echtes personales Gewissen von den Stimmen des sogenannten Über-Ichs abgrenzen können. Im Letzteren spiegeln sich all die im Verlaufe unserer Sozialisation aufgenommenen Eindrücke und Einflüsse wider. Das sind die Ge- und Verbote von den Eltern, Lehrern, der Kirche und auch späteren Bezugspersonen.

Um diesen Stimmen auf die Spur zu kommen, kann es hilfreich sein, sich für folgende Fragen Zeit zu nehmen: „Welche typischen Sätze habe ich zu Hause immer wieder gehört?" Vielleicht: „Kinder müssen brav sein." „Nimm Dir, was du kriegen kannst." Oder: „Denk nicht nur an dich, sondern auch an die anderen." „Es kommt nicht darauf an, immer der Beste und Erste zu sein."

Ebenfalls lohnt es sich zu fragen: „Welche typischen Lebenshaltungen sind mir von meinen Eltern vermittelt worden?" Etwa: „Was hier bei uns geschieht, geht keinen etwas an. Die Welt da draußen ist böse und gefährlich." Oder: „Leben bedeutet Mühe, Pflicht und Arbeit." Aber auch: „Leben lohnt sich, es kann schön sein."

Weiterhin sollte man nach Grundwerten fahnden, die einem die Erzieher von damals mitgegeben haben. Eventuell die Meinung, dass es gar keine verbindlichen Werte gibt oder (Un)Werte wie Gier, Egoismus und Habsucht im Vordergrund stehen. Oder auch, dass Teilen sich lohnt, Mitgefühl wichtig ist.

Genauso könnte man nach Gefühlen suchen, die die erwachsenen Familienmitglieder durch ihre Art und Weise zu sein und zu leben damals in mir ausgelöst haben: das können gute und weniger gute Empfindungen sein, etwa Zuversicht, Freude, Mut, Hoffnung ebenso aber Angst, Wut, Ohnmacht, Schmerz, Tränen.

Kurzum: Um seinem echten Gewissen näherzukommen, muss man die wesentlichen Einflüsse der bisherigen Lebensgeschichte auf die Gewissensbildung kennen. Dazu braucht man keinesfalls immer gleich einen Therapeuten oder Berater. Vieles lässt sich hier mit einiger Nachdenklichkeit allein oder auch mit Freunden bewältigen. Es stimmt allerdings, dass dies mit Arbeit verbunden ist.

Wichtig für diesen Erhellungsprozess ist es, sich zu verdeutlichen, dass die aus der Erziehung aufgenommenen Wertmaßstäbe in aller Regel ambivalent sein werden, es werden stimmige, weniger stimmige und unstimmige darunter sein. Woran aber erkennt man Stimmig- und Unstimmigkeit? Die können wir erfühlen. Unser Tiefengewissen kann die stimmigen Wertmaßstäbe, die uns in der Erziehung vermittelt werden, als solche auch identifizieren. Natürlich muss man in diesem Prozess ehrlich zu sich selbst und auch willens sein, die notwendige Distanz zu seinem Egoismus herzustellen. Dem nämlich passt so manches, was die echte innere Stimme sagen will, nicht ins Konzept. Wer sich diese Anstrengung zumutet, wird erleben, dass es gar nicht so schwer ist, zu seiner Wahrheit zu finden.

Allerdings kann eine neurotische Entwicklung das Gewissen überlagern, sodass diese Schädigungen zunächst bis zu einem gewissen Grade abgearbeitet werden müssen, um zum wirklichen Gewissen durchdringen zu können.

Ein Beispiel: Ein Mann hatte in seiner Erziehung sehr enge Moralvorstellungen aufgenommen: kein Sex vor der Ehe, Sexualität ist nur für die Fortpflanzung und nicht für die Lust gedacht. Letztere ist überhaupt etwas Anrüchiges und steht der Sünde sehr nahe. Ebenfalls hatte er verinnerlicht, dass man seinen Ehepartner nicht betrügen soll.

Längere Zeit hatte er sich an diese Maßstäbe gehalten, um sich dann in einem großen Befreiungsschlag von ihnen zu lösen. Er lebte seine Sexualität frei aus, fand nichts Schlechtes daran, im Gegenteil, es war eine Bereicherung für sein Leben.

Dann heiratete er und im Verlaufe der Ehe verliebte er sich in eine andere Frau. Was sollte er tun? Er erinnerte sich an die Befreiungsaktion von damals und dachte bei sich: Auch das ist bestimmt nur so eine altmodische und verklemmte Ansicht meiner Eltern, dass man nicht fremdgehen darf. Und er tat es. Zu seinem großen Erstaunen und Leidwesen aber wollte es sexuell gesehen mit seiner Geliebten nicht klappen. Er litt unter Potenzstörungen. Eine medizinische Untersuchung ergab, dass diese Problematik keine körperlichen Ursachen hatte.

So kam er zum Gespräch. Bald stellte sich heraus: Seine Problematik hatte psychische Ursachen, genauer gesagt, einen geistigen Grund. Er kam innerlich nicht damit zurecht, dass er seine Frau belog und betrog. Er hatte versucht sich einzureden, dass das nicht so schlimm sei, weil er auf die Lust nicht verzichten wollte.

Sein echtes Gewissen aber fühlte anders und griff, weil er nicht hören wollte, zu einer massiven Körpersprache. Und eigentlich hatte er das alles auch vom ersten Tag der Verliebtheit an gefühlt, es aber nicht wahrhaben wollen. Die engen Moralvorstellungen von zu Hause waren in mancherlei Hinsicht eine Überfremdung seines echten Gewissens gewesen. Die Sexualmoral seiner Eltern war nicht seine. Seine Frau aber zu belügen, war für ihn selbst nicht mehr richtig. Da stimmte sein personales Gewissen mit dem, was er zu Hause gelernt hatte, überein. Hier erkannte das Gewissen sich selbst in der Botschaft der Eltern wieder.

In diesem Beispiel wird deutlich, dass Gewissenserforschung immer auch Folgen für das eigene Leben hat. In diesem Fall hätte das Hören auf die innere Stimme zunächst einen Verzicht auf die sexuelle Lust bedeutet. Das Vernehmen des Gewissens kann behindert, zuweilen sogar blockiert sein, weil ein Mensch Angst vor den Konsequenzen hat, die er für sein reales Leben ziehen müsste. Aber es macht einen Unterschied, ob ich mir das zumindest eingestehe und dann tue, was ich eigentlich nicht tun soll – oder ob ich mir meine Tat schönrede. Mache ich mir diesen Widerspruch bewusst, ist die Möglichkeit, auf längere Sicht doch zu meiner inneren Wahrheit zurückzufinden, sie zu leben und mein Leben deshalb gelingen zu lassen, größer, als wenn ich sie nur verleugne. Aber natürlich steht es in der Freiheit eines jeden, sich dafür zu entscheiden, auf sein Gewissen zu hören oder es zu ignorieren. Beides hat Folgen – für den Einzelnen und die Gemeinschaft.

Persönlichkeitsstruktur kennenlernen
Um seiner tatsächlichen Gewissensstimme näherzukommen, sollte man die Grundzüge seiner Persönlichkeitsstruktur kennen. Darunter verstehe ich hier tief in der Persönlichkeit verankerte Grundmuster des Fühlens, Denkens, Verhaltens. Diese werden nicht durch die Erziehung erworben, sondern bereits ins Leben mitgebracht und durch die Sozialisation entweder eher zum Positiven oder zum Problematischen hin ausgeformt.

Der Persönlichkeitstyp hat großen Einfluss auf unsere Gewissensbildung. Er kann, sofern ein Mensch noch zu sehr in dessen Problemseite verfangen ist, die echte Gewissensstimme verdecken. Es würde zu weit führen, jetzt eine Lehre der Persönlichkeitstypen komplett darzustellen. Ich will deshalb lediglich auf das Ennea-gramm – eine Lehre von neun Persönlichkeitsmustern – verwei-sen. In meinem Buch „Woher kommt die Kraft zur Veränderung? – Neue Wege zur Persönlichkeitsentwicklung" habe ich diese Typologie ausführlich dargestellt. Hier will ich in gebotener Kürze schildern, wie die Gewissensstimme von den jeweiligen Problem-polen der typologischen Struktur verdeckt werden kann.

Die Gewissensstimme kann von einer zu großen inneren Stren-ge, Härte und einem ungesunden Perfektionismus überlagert sein. Ein Mensch folgt dann dem inneren Leitsatz, immer das Richtige tun zu müssen, und überfordert sich und seine Umwelt dadurch (Typus 1). Ein anderer kann von der Überzeugung geplagt sein, ständig helfen zu müssen. Dabei verliert er sich selbst viel zu sehr aus dem Auge, entfernt sich von sich selbst, beginnt, seine echten inneren Bedürfnisse zu vernachlässigen (Typus 2). Der Nächste kann von dem Zwang, chronisch Erfolg haben zu müssen, getrie-ben sein und steht dann in der Gefahr, Alles und Jedes, auch die Wahrheit, diesem Erfolg unterzuordnen (Typus 3). Genauso kann das Gefühl, unter allen Umständen ein Besonderer sein zu müs-sen, weil man sich ansonsten wertlos fühlt, den Zugang zur inne-ren Person und somit auch zum echten Gewissen verdunkeln. Kränkung, Eitelkeit, Arroganz beginnen den Blick zu vernebeln. Was für die anderen gilt, hat für einen selbst noch lange keine Gül-tigkeit, denn man ist eben ein ganz besonderer Mensch (Typus 4). Gleichfalls kann ein Mensch aus lauter Angst vor Nähe vor der lie-bevollen Hingabe ausweichen, die sein Gewissen eigentlich von ihm fordert, und entsprechend kühl und distanziert werden (Typus 5). Die Angst vor Halt- und Bodenlosigkeit im Leben kann einen dazu treiben, sich stark anzupassen, ein viel zu enges Pflichtbe-wusstsein aufzubauen und sich selbst und den eigenen Weg aus dem Auge zu verlieren (Typus 6). Das übermäßige Ausweichen vor dem Schmerzhaften und Leidvollen kann in einem Menschen eine regelrechte Jagd nach immer neuer Lust auslösen. Statt auf sein Gewissen zu hören, wird er dann nur noch vom Lustprinzip gelei-tet (Typus 7). Die Lust an der Macht und die Ablehnung von gesun-der Ein- und Unterordnung können einen Menschen zu einer anti-sozialen Persönlichkeit werden lassen, in der der Machtinstinkt den Zugang zum echten Gewissen verstellt (Typus 8). Schließlich können auch Konfliktscheu und eine enorme innere Antriebsarmut

einen Menschen in ein chronisches Rückzugs- und Ausweichver-
halten führen, in dem er taub für das von seinem Gewissen gefor-
derte persönliche Engagement wird (Typus 9).
Der Zugang zum echten inneren Gewissen setzt die Kenntnis
der eigenen Persönlichkeitsstruktur voraus. Wer sie nicht kennt,
läuft Gefahr, die Stimme des eigenen Problempols auch schon für
seine wirkliche innere Stimme zu halten. Je bewusster ich mir meiner typologischen Struktur bin, desto eher kann ich das echte
Gewissen von seiner typologischen Überfremdung unterscheiden.

Auf die Träume hören
Ein weiterer Zugangsweg zur Gewissensstimme sind unsere Träume. Dazu einige Beispiele.
Eine Frau wurde von ihrem Mann ständig entwertet, kleingere-
det, nicht geachtet. Anstatt sich gegen diese Art des Partners zur
Wehr zu setzen, übernahm sie dessen Werturteil mehr und mehr.
Schließlich fühlte sie sich so, wie ihr Mann es ihr immer wieder
eingetrichtert hatte: wertlos. Nachdem er eines Abends wieder
einmal sehr über sie hergezogen war, träumte sie in der folgenden
Nacht von einem wunderschönen, herrschaftlichen Schloss, in
dessen Park sie stand. Sie ging hinein und es verschlug ihr regelrecht die Sprache ob der Pracht, die sie erblickte. Dann war der
Traum vorbei. Das war kein bloßer Wunschtraum. Im Traum
sprach ihr Gewissen zu ihr: „Hör auf, klein von dir zu denken, das
bist du nicht. Schau hin, das bist du, das ist dein wahres Seelen-
haus, ein Prachtbau. Du bist nicht wertlos, sondern wertvoll!"
Ein schwer an Malaria erkrankter Mann lag im Krankenhaus.
Ein neues Medikament war gerade in der Erprobungsphase und
die Ärzte empfahlen ihm, an diesem Medikamentenversuch teil-
zunehmen. Er tat es und sein Zustand verschlechterte sich weiter.
Eines Nachts hörte er im Traum eine Stimme zu sich sprechen, die
nur einen einzigen Satz sagte: „Brich den Versuch sofort ab." Er
tat es und von Stund an ging es wieder bergauf mit ihm. Um Miss-
verständnissen vorzubeugen: Diese Traumbotschaft bezog sich
auf eine ganz individuelle, konkrete Situation – sie ist kein allge-
meiner Aufruf zur Verweigerung der Einnahme notwendiger Medi-
kamente.
Ein über Jahrzehnte hinweg starker Raucher, trug sich mit dem
Gedanken, sich von dieser Abhängigkeit endlich zu befreien. Im

Schlaf hörte er sein Gewissen sprechen. Nicht moralingesäuert, sondern einladend sagte eine freundliche Frauenstimme im Traum zu ihm: „Verbrenn doch das, was dich verbrennt." C. G. Jung hat einmal gesagt, dass es Träume gibt, die „direkt von oben", also aus der transzendenten Sphäre kommen. In diesem Sinne verstand ein Mann, der extrem unter Gefühlen von Sinnleere litt, einen seiner Träume, den er während unserer Gesprächsreihe träumte. Er stand in einer trostlosen Landschaft, die eintönig grau in grau war. Er fühlte sich dort ausgesetzt, einsam, leer – Emotionen, die ihm aus seinem Alltag nur allzu bekannt waren. Plötzlich brach durch die fahle Wolkendecke ein Lichtschein, der sich zu einem immer breiteren Strahl ausweitete. Dort, wo dieser den Grund berührte, verwandelte sich der öde Boden in fruchtbares Land. Fasziniert schaute er sich das Geschehen an. Dann wachte er auf, erinnerte aber noch, dass er im Aufwachen von einem Kirchenlied durchtönt war, das er aus seiner Kindheit kannte: „Allein Gott in der Höh sei Ehr und Dank für seine Gnade." Er verstand den Traum als einen Anruf Gottes an ihn, sich dem Religiösen wieder zuzuwenden, von dem er sich vor langer Zeit verabschiedet hatte.

Imaginative Gewissenserforschung
Auch die Imagination kann helfen, die Gewissensstimme klarer zu vernehmen. Eine junge Frau fragte sich, ob es überhaupt verantwortlich sei, Kinder in die heutige Welt zu setzen. Ihr zumindest werde bange, wenn sie in die Zukunft schaue. Klimaveränderung, schwieriger werdende wirtschaftliche Verhältnisse, Verrohung an den Schulen und so manches mehr machten ihr Angst.

Wir begaben uns in die Imagination. Ich bat sie, sich eine Weggabelung im Wald kommen zu lassen. Schon bald war sie zu sehen. Zwei Pfade zweigten von ihr ab. Sie möge nun bitte zunächst einen der beiden Wege gehen und zwar in dem Bewusstsein, dass dieser für ein Leben ohne Kinder stünde. Sie tat es. Nach einer kurzen Strecke tauchte neben ihr ihr Partner auf. Beide wanderten gut gelaunt und in harmonischer Gestimmtheit nebeneinander her. Der Weg verlief geradlinig, das Wetter war gut, die Landschaft lieblich. So ging es immer weiter. Sie fühlte sich wohl, mit der Zeit wurde ihr allerdings etwas langweilig, weil nichts Neues geschah. Sie solle zur Kreuzung zurückkehren und nun den anderen Weg gehen, er symbolisiere ein Leben mit Kindern. Von Anfang an war diese Strecke beschwerlicher. Sie war unebener, dunkler als die erste, Schlaglöcher und Steine erschwerten das Fortkommen. Schließlich gelangte sie an ein Haus, das voller Leben war. Licht schien durch die Fenster, Kinder spielten im Garten, es herrschte eine fröhliche Atmosphäre. Längere Zeit ließ sie diesen Anblick auf sich wirken. Dann kehrte sie zur Kreuzung zurück. Nun bat ich sie, die innere Wahrheitssucherin zu rufen. Die ließ nicht lange auf sich warten und erschien in Form einer Mariengestalt. Die Imaginierende möge ihr die Frage stellen, welchen der beiden Wege sie gehen sollte. Die Mariengestalt schaute die junge Frau sehr liebevoll an, legte daraufhin den Arm um ihre Schulter und drehte sie ganz behutsam in Richtung des Weges mit Kindern. Während sie das tat, begann ein starker Lichtstrahl diesen Weg zu erleuchten. „Folg nicht deiner Angst", sagte die Gewissensstimme dieser Frau. „Hab Vertrauen. Der Weg mit Kindern ist beschwerlicher, aber es ist dein Weg. Er lohnt sich."

In die Stille gehen
Ein weiteres probates Mittel zur Erforschung der echten Gewissensstimme ist der Weg in die Stille. Sie aufzusuchen bedeutet nicht, sich in aller Ruhe einem guten Buch zu widmen oder beruhigende Musik zu hören. Mit Stille ist auch noch nicht der Moment abends im Bett kurz vor dem Einschlafen oder die Zeit morgens im Bus, der Bahn oder im Auto unterwegs zur Arbeit gemeint. In die Stille zu gehen heißt vielmehr, sich in wachem Zustand in einen ruhigen Raum zurückzuziehen und es dann still werden zu lassen in sich. Mögliche Störgedanken, innere Unruhe und anderes Unpässliche sollte man geduldig abfließen lassen. Und dann ist es eigentlich ganz einfach. Man denkt nicht mehr über die anstehende Entscheidung nach, analysiert und argumentiert auch nicht mehr vor sich hin, sondern wartet schlicht darauf, was an Ahnungen aus dem Inneren aufsteigen will.

Das Problem hierbei liegt häufig gar nicht so sehr darin, dass jetzt nichts kommen will. Im Gegenteil, nicht immer, aber öfter als wir denken, wissen wir im Grunde ziemlich gut, was wir tun sollen. Wir wollen es aus den verschiedensten Gründen heraus nur nicht wahrhaben.

Ein Beispiel: Eine Frau denkt schon längere Zeit darüber nach, ob sie ein bestimmtes berufliches Angebot annehmen soll oder nicht. Ihre drei Kinder sind groß genug, um eine zeitweise Abwesenheit von ihr zu verkraften und auch ihr Mann ermuntert sie, das Angebot anzunehmen. Doch sie zögert. Immer wieder verschiebt sie den Anruf bei der Firma.

In der Stille erlebt sie dann Folgendes: Sie richtet sich innerlich auf die neue Stelle aus, lässt diese Möglichkeit einfach auf sich wirken. Schon bald spürt sie ein Evidenzgefühl: Ja, das ist es, was ich möchte. Ihr Atem vertieft sich, die Spannungen lassen nach, sie ist, was diese Entscheidung anbelangt, eins mit sich, sie weiß, was sie will. Doch dann kommt – noch in der Stille – die Angst: Bin ich dieser Aufgabe auch gewachsen? Was ist, wenn ich wieder gemobbt werde? Werde ich mich behaupten können?

Oder: Ein Mann möchte sich schon längere Zeit von seiner Frau trennen. Die Sexualität stimme zwar noch, aber ansonsten sei die Beziehung ziemlich leer geworden. Sie empfinde das nicht so, aber er habe immer wieder das Gefühl, dass sie sich eigentlich auseinandergelebt hätten und der Bogen überspannt sei. Soll er gehen oder nicht?

Auch er befolgt meinen Rat, sich in die Stille zu begeben und auf seine innere Stimme zu warten. Der Erfolg war durchschlagend. Völlig klar habe er gefühlt: Geh! Das habe sich während der ganzen Zeit in der Stille auch nicht verändert. Der Zweifel kam erst später wieder. Worin bestand er? Letztlich in der Angst, nach einer Trennung allein zu bleiben. Das wollte er nämlich nicht.

Beide Male lag das Problem der Gewissenserforschung also nicht darin, dass die innere Stimme nicht vernehmbar gewesen wäre. Sie hatte klar und deutlich gesprochen. Die Schwierigkeit bestand vielmehr darin, dass sich die Angst als zweiter Ratgeber eingemischt hatte.

Was nun? Ein weiterer Schritt könnte darin bestehen, sich in der Stille mit viel Zeit beide Wege anschaulich auszumalen. Ich erläutere am Beispiel des Mannes. Er könnte sich innerlich so dicht wie möglich auf die Option einstellen, bei seiner Frau zu bleiben. Nicht nur heute und morgen, sondern das ganze nächste Jahr und weitere Jahre bis hin ins hohe Alter. Wie fühlt sich das an? Spürt er die leise Panik aufsteigen, dass er so in puncto Liebe den Rest seines Leben verfehlen könnte? Bemerkt er die tiefe Leere, die sich bei diesem Gedanken einstellt? Fühlt er die unterschwellige Aggression auf seine Frau, die ihn zu blockieren scheint? Und kann er wahrnehmen, dass er im Grunde gar nicht auf sie, sondern auf sich sauer ist, weil er zu feige ist zu gehen? Dann sollte er sich den anderen Weg veranschaulichen. Nach anfänglicher Freiheit kommt die Angst. Was ist, wenn du allein bleibst. Stell dir das alles nicht zu rosig vor. Er lässt sich tiefer fallen. Die Angst bleibt, Unruhe und trübe andere Gefühle gesellen sich dazu. Wie Wolken beginnen diese Empfindungen dann aber wieder wegzuziehen. Es wird insgesamt ruhiger in ihm. Als ob sein körperlicher Schwerpunkt mehr nach unten rutscht, als wäre er nun mehr geerdet. Die Ängstlichkeit weicht weiter und sein Bauchraum füllt sich mit einer guten inneren Schwere, die ihn nicht belastet, sondern befreit. Ganz leise steigt Zuversicht in ihm auf. Leben muss man wagen, so fühlt er – aber nicht als Imperativ, sondern als Hoffnung. Er kann bei der Wahrnehmung dieser Gefühle verweilen, sie stärken ihn. Er weiß, was er tun soll und will.

Dem, der sich auf diese Weise zu seiner Innenwelt hinlenkt, kommt diese wiederum auch unabhängig von der Zeit in der Stille entgegen. Das kann in Form von Ideen passieren, die plötzlich auftauchen. Andere wiederum berichten, dass sie merkwürdigerweise aus der Außenwelt heraus mit Impulsen zu genau den Fragen konfrontiert werden, mit denen sie sich beschäftigen. Abgesehen davon, dass man dann offener für solche Impulse ist, kommt hierbei das Phänomen der Synchronizität der Ereignisse zum Tragen. Möglich sind auch Träume, die sich nachts einstellen und einem deutliche Hinweise geben. Man kann seine Träume sogar darum bitten, sich zu bestimmten Themen zu äußern. Sie antworten zwar nicht immer und auch nicht immer sofort, aber doch sehr häufig.

Wege zur Liebe

Liebe ist die Hauptsache

Lieblosigkeit sich selbst und anderen gegenüber macht mittelbar und unmittelbar krank. Sie kränkt nicht nur die Psyche, sondern auch den Körper, den einzelnen Menschen genau wie die Gemeinschaft und gleichfalls die Natur. Wer ständig gegen sich selbst denkt, fühlt, entscheidet, handelt, lebt, wird psychisch und körperlich immer störungs- und infektanfälliger, bis er schließlich richtig krank wird. Die gleiche negative Wirkung hat ein dauerhaft von außen her erfahrener Mangel an Liebe. Und wer seiner Umwelt gegenüber egozentrisch, aggressiv, ablehnend, entwertend, gleichgültig gesonnen ist, schwächt nicht nur sie, sondern auch sich selbst, er schädigt beide. Die anderen drückt er nieder, sich selbst höhlt er immer mehr aus. In diese Leere hinein wuchert wieder neue Lieblosigkeit, die ihn von innen her regelrecht zerfrisst.

Die Liebe hingegen ist das Lebensmittel schlechthin. Wer gut zu sich selbst sein, immer mehr und tiefer Ja zu sich sagen kann, verfügt über eine Hauptvoraussetzung für psychische und physische Gesundheit. Selbstbejahung wirkt sich heilsam bis hinein in die Zelle aus. Ebenfalls strahlt sie positiv nach außen, weshalb die Umwelt wiederum mit geöffneten Armen auf den zukommen wird, der sich selber mag. Das wiederum stärkt noch einmal die Selbstbejahung.

Dabei darf man echte Selbstannahme nicht mit einem aufgesetzten positiven Denken über sich selbst verwechseln. Solche sehr künstlich wirkenden Positivindoktrinationen verdecken nur darunterliegende problematische Tendenzen, die dann doch trotz aller angestrengt vorgetragenen Souveränität durch die polierte Oberfläche hindurchstrahlen. Tatsächliche Selbstannahme äußert sich unter anderem in wirklicher Gelöstheit und Gelassenheit. Sie macht dem anderen keine Angst, schüchtert ihn nicht ein, sondern bewirkt im Gegenüber ebenfalls positive Gefühle.

Weil Liebe ein unteilbares Phänomen ist, wird der, der sich selbst liebt, auch den anderen lieben und umgekehrt: Wer seinen Nächsten immer mehr liebt, wird auch tiefer Ja zu sich selber sagen können. Das sind zwei Seiten einer Medaille. Wer dem anderen und seiner Umwelt liebevoll begegnet, hat weniger Angst, weil sie ihm mehr als Freund denn als Feind erscheint. Ebenfalls erfährt er tiefe Sinnerfüllung, die ihrerseits wiederum eine Kernbedingung für Gesundheit ist. Kurzum: Liebe macht gesund.

Umso erstaunlicher ist es, dass sie in unserem Gesundheitswesen und auch im täglichen Bewusstsein der Allgemeinheit doch recht stiefmütterlich behandelt wird. Man denke hier nur einmal an die oftmals regelrecht unmenschlichen Bedingungen in den Krankenhäusern, unter denen die Patienten und das Personal am meisten und die Klinikbetreiber wohl noch am wenigsten leiden.

Gelingendes Leben messen wir in der Regel eher an Fragen wie: Wie viel Geld verdiene ich? Welche berufliche und gesellschaftliche Stellung habe ich inne? Was an materiellen Dingen, die mir gehören, kann ich anderen zeigen? Welche wichtigen Leute kenne ich? Sehe ich gut aus? Wie viel Spaß hatte ich heute? Wie komme ich rüber? Habe ich genug Zeit für mich? Bin ich heute hinreichend vorgekommen? Habe ich genug Power? Bin ich im Mainstream?

Fällt die Bilanz gut aus, meinen wir, zufrieden sein zu können. Ob wir es auch tatsächlich sind, steht auf einem anderen Blatt. Damit soll allerdings nicht angedeutet sein, dass das alles unwichtige Anliegen von uns wären. Keinesfalls! Ohne sie geht es nicht. Aber es fehlt etwas. Und ohne dieses Etwas gerät das Ganze aus dem Lot, die Akzente verschieben sich zu sehr und unser Leben kommt ins Trudeln.

Noch viel weniger geht es nämlich ohne die Liebe. Das ist für viele aber höchstens ein theoretisches Wissen, über das hin und wieder auch gern einmal philosophiert wird. Wenn es zum Schwur kommt, dann setzen viele von uns doch eher auf die eben genannten Werte.

Zur Probe aufs Exempel stelle man sich einmal vor, man würde als Tages- oder Jahresbilanz einen Menschen oder auch sich selbst fragen: „Hast du heute – oder dieses Jahr – eigentlich genug geliebt?" Zunächst wird das vielleicht als erotische oder sexuelle

Anspielung missverstanden werden und man wird einen Lacher ernten. Klärt man dann aber auf, dass diese Frage ernsthaft gemeint ist, dann wird es vermutlich still werden und anschließend wird eine bagatellisierende oder abwehrende Reaktion kommen: „Na ja, muss ich mal drüber nachdenken. Jetzt aber mal im Ernst, was hast du heute noch so vor?" Oder auch: „Sag mal, bist du unter die Heiligen gegangen?" Substanzielle, ernsthafte, erschrockene Antworten werden hier eher die Ausnahme sein. Warum? Weil diese Frage im Lebenskonzept vieler westlicher Gesellschaften nicht mehr vorgesehen ist.

Und ohne jeden Zweifel liegt hier das wohl dringlichste gesellschaftliche Problem, das in Angriff genommen werden müsste. Letztlich ist die Lösung aller anderen Probleme – national und international – davon abhängig. Ob es nun um die soziale Integration von Randgruppen, Zugang zu gleicher Bildung für alle, das Schließen der auseinanderklaffenden Schere von Arm und Reich, sozialen Frieden und soziale Gerechtigkeit, Jugendkriminalität, Klimawandel oder was auch immer geht: Nie und nimmer werden hier lediglich Aktionsprogramme egal welcher politischen Couleur ausreichen, um wirklich weiterzukommen. Erforderlich ist die Neubesinnung auf das, was man die Herzensbildung nennen könnte, eine Erziehung zur Liebe. Und die dürfte nicht nur auf den individuell-privaten Bereich beschränkt bleiben, sondern müsste ebenso in der Politik und Wirtschaftswelt Einzug halten. Man könnte ja zumindest einmal davon träumen, wie es wohl wäre, wenn die Handlungsmaxime in der Wirtschaft nicht mehr einzig die Gewinnmaximierung wäre, die uns alle kaputt macht, sondern der Wunsch, dass Menschen leben können – und zwar alle. Möglich ist das, man muss es eben nur wollen!

Liebe ist unteilbar

Nun könnte man fragen: Um welche Liebe soll es denn gehen? Um die Liebe, aus der heraus ich mich anderen Menschen zuwende, oder die, aus der heraus ich mich selber lieben kann, oder um die, mit der ich von anderen geliebt werde?

Wie bereits erwähnt, ist Liebe ein unteilbares Phänomen. Wer immer tiefer in sie eintaucht, wird erfahren, dass alle drei genannten Aspekte zusammengehören. Sie voneinander trennen zu wollen, wäre künstlich. Wer nur sich selbst sieht, liebt nicht wirklich. Wer nur seine Kinder, seine Familie, seine Freunde im Blick hat, kann ihr noch näher kommen. Und wer nur den anderen im Auge hat und sich selbst dabei vergisst oder vernachlässigt, ist ihr ebenfalls noch etwas zu fern. Wer nur darauf aus ist, geliebt zu werden, ohne selbst Liebe verschenken zu wollen, hat von ihr ebenfalls noch nicht allzu viel verstanden.

Warum ist das so? Liebe ist keinesfalls „nichts anderes" als zielgehemmte Triebenergie, wie es die psychoanalytische Theorie sagt. Sie ist kein Epiphänomen, nichts sekundär Abgeleitetes. Sie ist ein Urphänomen, wie Viktor E. Frankl es nennt, eine Grundkraft, die im Leben vorhanden ist. Und dieser Urstrom der Liebe ist in sich nicht gespalten oder aus verschiedenen Teilströmen aufgebaut. Er ist eins mit sich und in sich ist er reine Liebe. Wer von ihm berührt wird, wird ganz erfasst, dessen Leben wird insgesamt von ihr eingefärbt. Weil die Liebe ein Urphänomen ist, müssen wir sie auch nicht erfinden oder machen. Vielmehr ist sie immer schon da, findet und ergreift uns. Wir partizipieren von ihr. Unser Teil ist es lediglich, uns dieser Kraft zu öffnen, sie durch uns hindurch und in die Welt hineinfließen zu lassen.

Ich möchte dies an einem kleinen Imaginationsbeispiel verdeutlichen. Eine Frau wanderte in der Imagination zum „Ort des tiefen inneren Geliebtwerdens". Nach einem längeren Anmarschweg steuerte sie auf einen Wasser-Licht-Sprudel zu, der weit aus dem Erdinneren aufstieg und schier unerschöpflich zu sein schien. Sie tauchte in ihn ein und fühlte beglückt, wie er sie trug, in die Höhe warf und wieder auffing. Sie lachte und empfand Wohlbehagen. Dann bat ich sie, die inneren Arme weit nach oben auszustrecken und sich in die Tiefe gleiten zu lassen, zur Quelle dieses Wasserspiels. Sie fühlte, wie es in einer rasanten Bewegung nach unten ging. Das Wasser-Licht-Gemisch trat in den Hintergrund, es wurde immer lichter, schließlich landete sie in einer unbeschreiblichen Helligkeit. Dort schwebte sie und empfand tiefsten inneren Frieden, Glückseligkeit, absolutes Verbundensein. Alles war gut. Am liebsten wäre sie einfach dort geblieben. Im Nachgespräch zur Imagination sagte sie, dass sie diesen Zustand nicht wirklich in Worte fassen könne. So etwas habe sie noch nie erlebt, solche Gefühle kenne sie in dieser Qualität sonst nicht. Glück wäre zu wenig gesagt, Glückseligkeit klinge zwar pathetisch, käme dem Erlebten aber nahe.

Wer so etwas erfährt, unterscheidet nicht mehr zwischen Eigenliebe, Fremdliebe, Lieben und Geliebtwerden. Er ist einfach mitten in der Liebe, liebt sich und die anderen gleichermaßen, fühlt sich geliebt und will auch nichts anderes mehr als selber lieben. Wenn der Liebe nun aber ein so zentraler Stellenwert zukommt, dann ist es umso wichtiger zu fragen: Wie können wir Zugang zu ihr, Anschluss an ihre Kraft finden? Wie wird es möglich, uns zu liebevollen statt lieblosen Menschen zu entwickeln? Um diese Fragen soll es im Folgenden gehen. Dabei werde ich die einzelnen Aspekte der Liebe nicht künstlich voneinander trennen, sondern sie als ein einheitliches Phänomen betrachten und einmal mehr diesen und dann wieder jenen Aspekt ins Auge fassen.

Zugänge zur Liebe finden

Sich die Liebe veranschaulichen
Ein Geheimnis zur Erschließung innerer Gefühle ist weniger deren Analyse als vielmehr ihr Anblick. Der Kraft der Liebe kommt man also unter anderem dadurch näher, dass man sie anschaut. Wie geht das?

Man kann zunächst nach ihrem Wesen fragen. Die Liebe will, dass es allem Leben gut geht, dem des anderen, meinem, dem in der Natur. Sie intendiert dessen Gelingen, nicht seine Zerstörung. Liebe macht nicht blind, sondern sehend. Sie ist nicht mitleidig, sondern mitfühlend, belässt es aber nicht dabei, sondern will tätig werden. Sie spaltet nicht ab, grenzt nicht aus, sie verbindet, nimmt an und stößt nicht weg. Liebe ist der Gegenpol zur Angst. Wer liebt, hat weniger Angst. Die Liebe rechnet nicht nach, sie kann verzichten, nicht weil sie schwach wäre, sondern weil sie stark ist. Sie sucht keinen faulen Kompromiss, sondern den starken Frieden. Sie ist mehr als Gerechtigkeit, sie kennt Gnade und Vergebung, bewirkt Reue und Wandlung. Sie macht nicht unbedingt erfolgreich, aber sie schenkt Erfüllung.

Die Liebe hat einen Bruder: den Zorn. Zorn ist nicht blindwütig, sondern möchte Leben fördern und erhalten, richtet sich nicht global gegen einen Menschen, sondern gezielt gegen das in ihm, was Leben zerstören will. Er kann Nein sagen, Grenzen setzen, sich gerade machen, notfalls auch gegen die Menge stehen.

Liebe ist sinnvoll. Sie lässt das Leben nicht allein und nicht im Stich, auch nicht im Tod. Liebe ist stärker als der Tod. Sie ist der einzige Wert, den man absolut setzen darf. In der Liebe lohnt es sich zu leben.

Besser aber noch als den Einfällen anderer zu folgen, ist es, sich selbst Anschauungen zum Wesen der Liebe kommen zu lassen. So kann man das Wort Liebe einmal in die Mitte stellen, in aller Ruhe um es herum gehen und es sich von allen Seiten und damit unter ganz verschiedenen Fragestellungen anschauen. Man nennt dies das phänomenologische Fragen.

Einige Fragen möchte ich als Anregungen notieren. Liebe: Wie klingt dieses Wort für mich? Wo spüre ich es, wenn ich es ausspreche? Was fällt mir dazu ein (hier bitte nicht in negative Erfahrungen abgleiten, sondern immer wieder auf das Wort Liebe schauen und nur nach positiven Beispielen suchen)? Wann habe ich Liebe erlebt, an wen habe ich sie verschenkt? Wie fühlt sich die Liebe in mir an? Was löst sie im Körper, in der Seele, im Geist aus? Was macht und bewirkt sie in meinem Umfeld? Kommen mir Bilder der Liebe – etwa liebevolle Augen, die mich einmal angeschaut haben? Was strahlen diese aus, was lösen sie in mir aus? Welches dieser Bilder beeindruckt mich am meisten? Kenne ich auch Bilder der Liebe, die aus meiner Seelentiefe kommen, zum Beispiel aus Träumen? Wie nah ist mir die Liebe oder wie fern? Säße sie vor mir auf einem Stuhl, wie würde sie wohl aussehen? Was wollte sie mir sagen? Wie klingt ihre Stimme? Wie stehe ich ihr gegenüber: mit verschränkten oder mit geöffneten Armen? Habe ich Angst vor ihr? Lade ich sie ein? Was könnte zwischen mir und der Liebe stehen? Ist dieses Hindernis tatsächlich unüberwindbar? Kenne ich den wirklichen Namen der Barriere? Habe ich alles versucht, an ihr vorbei auf die Liebe zuzugehen? Ahne ich, dass ich mich für oder gegen die Liebe entscheiden kann?

Erfahrene Liebe vergegenwärtigen
Wir neigen dazu, mehr auf das zu schauen, was wir nicht haben, als auf das, was wir haben. Das ist mit der Liebe genauso. Gern klagen wir über den Mangel an erfahrener Liebe in den verschiedenen Lebenszeiten. Auch der Partner lässt sich nach anfänglicher Euphorie in puncto Liebe ziemlich hängen. Und all das stimmt leider häufig. Unser aller Liebesdefizit ist groß. Jeder muss sich dar-

über hinreichend ausklagen, auswüten, austrauern dürfen. Sonst kann verletztes Leben nicht heilen. Ich setze im Folgenden voraus, dass ein Mensch diesen Schritt hinreichend getan hat.

Dann allerdings ist es hilfreich, sich darauf zu besinnen, dass wir die Lücken leichter wahrnehmen als die Balken, die uns tragen und getragen haben. Das heißt aber noch lange nicht, dass es sie nicht gegeben hätte oder gibt. Viktor E. Frankl hat einmal von den „vollen Scheunen" der Vergangenheit gesprochen, in denen eben nicht nur all unsere problematischen Erfahrungen aufgehoben sind. In ihnen ist ebenfalls all das Gute gespeichert, das uns in unserem Leben widerfahren ist. Es lohnt sich sehr, einmal ganz gezielt danach zu suchen.

Innere Bilder der Liebe suchen
Man kann damit beginnen, dass man in einem Fotoalbum von früher blättert und besonders nach den Bildern sucht, die von Glück und Liebe sprechen. Es kann hilfreich sein, bei dem einen oder anderen Bild länger zu verweilen, sich an Details und auch sinnliche Eindrücke wie Gerüche, Melodien, Stimmen aus der Zeit von damals zu erinnern. Dabei kommt es natürlich letztlich nicht auf diese Einzelheiten an, sie haben Brückenfunktion für die emotionale Erinnerung alter Zeiten. Bei dieser Durchsicht ist es wichtig, nicht nur auf die Fotos draufzuschauen, sondern möglichst in sie hineinzuschauen und sich zu fragen, welche Gefühle sie in mir hier und heute auslösen. Wer dabei ins Problematische abgleitet, sollte sich wieder sanft zu seinem eigentlichen Anliegen zurücklenken.

Ebenso gewinnbringend ist es, in seinem inneren Fotoalbum zu blättern. Man kann die Augen schließen und in der Stille mit viel Zeit Fragen wie die Folgenden auf sich wirken lassen: Menschen, die mich geliebt haben? Wem habe ich Liebe geschenkt? Zeiten, in denen das Leben mich geliebt hat? Liebe, die ich mir selber gewährt habe? Natürlich sollte man nicht alle Fragen auf einmal, sondern eine nach der anderen stellen. Und dann wäre es gut, gar nichts mehr zu machen, sondern nur noch darauf zu warten, dass aus der Tiefe der eigene Seele von ganz allein Bilder er- und gelebter Liebe vor dem inneren Auge auftauchen. Diese Eindrücke sollte man weder bedenken noch analysieren, sondern sie tief auf sich wirken lassen, wahrnehmen, was sie ausstrahlen und was sie in einem auslösen. Sie können das Gefühl der Liebe wieder näher bringen.

All diejenigen, die hinreichend Erfahrung mit dem Eintauchen in die innere Bilderwelt haben, können auch Folgendes tun. Sie können sich in die Stille zurückziehen, die Augen schließen und ihre Seele nach einer kleinen Entspannungsübung darum bitten, ihnen die Gestalt der Liebe zu zeigen. Dabei geht es nicht mehr um lediglich Vorgestelltes, Erinnertes oder Herbeifantasiertes. So kommen vielmehr die Urbilder der Liebe, die in uns allen vorhanden sind, zum Vorschein. Es können uns unbekannte Lichtwesen wie Feen, Engel- und Christusgestalten, aber auch andere uns fremde gütige Männer- oder Frauengestalten, Lichtphänomene, freundliche Gesichter und Ähnliches auftauchen. Und das ist kein Kitsch, sondern das Zentrum unserer Lebenskraft! Man sollte sich diese Bilder in aller Ruhe näher kommen lassen, spüren, was sie ausstrahlen, und wahrnehmen, was für ein Gefühl sie in mir auslösen. Die echten Wertgestalten der Liebe strahlen immer (!) eine sehr positive Energie aus. Und ist ein Mensch offen für sie, so bewirken sie in ihm ebenfalls gute Emotionen. Dann sollte man so lange, wie es einem bekömmlich ist, in dieser Begegnung verweilen und anschließend die Augen wieder öffnen. Die gute Strahlung der Liebe wirkt dann in den Tag hinein nach.

Nur der Vorsicht halber sei noch einmal erwähnt: Sofern ein Mensch psychisch zu instabil ist, also an einer manifesten psychischen Erkrankung leidet oder sich zurzeit zu unsicher fühlt oder eines der Bilder – egal ob es nun mehr aus der Biografie oder aus großer Seelentiefe kommt – ungute Gefühle wie Schmerz, Trauer, Angst auslöst, sollte man es stehen lassen und auf ein neues Bild warten, das gute Gefühle hervorruft. Es geht in diesem Zusammenhang ja nicht um die Aufarbeitung verlorener Liebe(n) oder anderer innerer Probleme, sondern um den guten Kontakt zum Gefühl der Liebe. Und wenn auch beim zweiten Versuch nichts Positives kommt, sollte man diese Übung zunächst nicht allein, sondern, sofern man es möchte, unter fachgerechter Anleitung fortführen.

In die Stille gehen
Der Liebe lässt sich aber auch ohne ein Eintauchen in die Bilderwelt begegnen. Man kann sich in die Stille begeben, die Augen schließen, innere Spannungen so gut es geht los- und es immer ruhiger in einem werden lassen. Sodann ist es möglich, sich auf ein sogenanntes Fokuswort, in diesem Falle also auf das Wort Lie-

be, auszurichten und nur auf das Gefühl der Liebe zu warten. Sollten die Gedanken zwischendurch in eine ganz andere Richtung laufen wollen, sollte man sich wieder sanft zurücklenken und auf das ursprüngliche Ziel einstellen. Es wird eine gewisse Zeit dauern, bis innerlich wirklich Ruhe eingekehrt ist. Dadurch darf man sich nicht irritieren lassen. Es können auch irgendwelche somatischen Problemchen auftreten: Hautjucken, plötzliches Husten und so weiter. Auch davon bitte nicht beeindrucken lassen! Solche Widerstände sitzt man am besten einfach aus.

Und dann wird es innerlich tatsächlich immer stiller. Nun gilt es nur noch, die eigene Seele in aller Gelassenheit darum zu bitten, sie möge einem das Gefühl der Liebe näher bringen. Ganz leise und von ferne können sich dann Emotionen melden, die eben in der Hektik des Alltags noch gar nicht zu spüren waren. Nicht dass sie zuvor nicht existiert hätten. Sie sind lediglich nicht bis ins Bewusstsein vorgedrungen. Bei ihrer Wahrnehmung gilt es dann zu verweilen.

Wenn sie sich wieder zurückziehen, wartet man eben darauf, dass sie wiederkommen. Vielleicht nicht gleich, aber mit der Zeit kann man erleben, dass Gefühle wie innere Freiheit, Frieden, Leichtigkeit und eben auch die Liebe einem näher kommen und das Gemüt immer mehr und wohltuend ausfüllen. Von diesen Emotionen nur noch durchströmen lassen! Nicht selten führt das auch zu einer tiefen körperlichen Entspannung.

Nach so einem Erleben wird der Kontrast zu den häufig vorherrschenden Gefühlslagen wie Angst, Sorge, Anspannung, Aggression, Festhalten sehr deutlich. Mir kann spürbar werden, wie stark mich all diese Emotionen tatsächlich belasten und es kann eine Sehnsucht nach mehr liebendem Gefühl entstehen. Wer aufmerksam mit sich umgeht, wird ebenfalls bemerken, dass die Welt um ihn herum ihm nach so einer Zeit in der Stille einerseits zwar lauter als vorher erscheint, er selbst ihr aber ausgeglichener und gelassener gegenübersteht.

Das Gute, Wahre, Schöne suchen
Die Liebe treffen wir nicht nur in der Innenwelt an, sondern genauso in der Außenwelt. Eine sehr einfache, aber wirksame Hilfe zur tiefen Begegnung mit ihr besteht in der Änderung der Blickrichtung. Ein japanisches Sprichwort antwortet auf die Frage, warum

es so viel Böses auf der Welt gibt, damit: „Weil die Menschen zu wenig in die Sonne gucken." Es kommt also darauf an, sich den Blick für das Gute, Wahre und Schöne nicht verstellen zu lassen. Wer immer wieder nur auf das Problem schaut, wird folgerichtig auch von problematischen Gefühlen dominiert werden. Wer sich hingegen ganz bewusst auf die Wahrnehmung des Lebenswerten, Liebevollen in seiner Umgebung ausrichtet, wird eher davon ausgefüllt werden. Das geschieht nicht nur deshalb, weil wir positive Bilder in uns speichern. Der Grund hierfür liegt primär darin, dass wir innerlich eben keine wertleeren Hülsen sind, sondern wertvolle, werthaltige Gefühle in uns tragen. Das Wesen der Phänomene, denen wir in der Außenwelt begegnen, berührt in uns vorhandene wesensgleiche Gefühle und ruft sie wach, wie es der Theologe Romano Guardini einmal beschrieb.

Zur Tat schreiten

Jede Besinnung auf die Liebe bleibt graue Theorie, wenn sie sich nicht in den konkreten Alltag hinein übersetzt. Das Leben ist nicht so „gebaut", dass wir es uns lediglich erdenken oder erfühlen können. Das Handeln gehört dazu. Wer die Liebe erfahren will, muss zur Tat schreiten. Das kann sehr verschieden aussehen. Es könnte zum Beispiel damit beginnen, dass wir eine bestimmte Zeit am Tag versuchen, nur liebevolle Gedanken zu denken. Sollten sich ängstliche, aggressive, neidische oder andere Gedanken einstellen, sollte man wieder zurücklenken zum eigentlichen Thema. Wer das über eine längere Zeit tut, wird erleben, wie sehr eben nicht nur Gefühle Gedanken, sondern auch Gedanken Gefühle beeinflussen.

Anschließend wäre es möglich, sich vorzunehmen, eine liebevolle halbe Stunde am Tag einzulegen, um einem anderen Menschen seiner näheren Umgebung Gutes zu tun. Am nächsten Tag ließe sich mit der Frage fortfahren, welche Wohltat man sich selbst einmal angedeihen lassen könnte. Vielleicht eine Auszeit von der ständigen Kritik, mit der man sich selbst überzieht? Eventuell täte es auch gut, die chronisch zu hohen Anforderungen und Ansprüche an sich selbst zu senken. Möglicherweise aber bräuchte man von sich selbst auch genau das Gegenteil: etwas mehr Disziplin.

Diese Übungen ließen sich ausweiten, zum Beispiel durch die Frage nach einem Projekt, in dem man sich für andere engagieren könnte. Nicht selten trifft man dabei auf Menschen, denen es ebenfalls Freude macht, sich einzusetzen.

Gegenspieler der Liebe kennenlernen

Selbstverständlich gibt es in unserer Seelentiefe nicht nur Liebevolles. Genauso finden wir dort auch Gefühle, die die Liebe blockieren oder ganz gezielt verhindern wollen. Um mehr lieben zu können als bisher, ist es zuweilen unumgänglich, sich dieser Barrieren bewusst zu werden. Das können alte Verletzungen aus der Lebensgeschichte sein. Ebenfalls kann mir die Problemseite meiner Persönlichkeitsstruktur im Wege stehen. Vielleicht sind es bestimmte äußere Umstände, etwa die Wohn- oder Arbeitssituation, die mir das Leben unerträglich machen und die Kraft zur Liebe rauben. Aber auch ich ganz persönlich kann mich aus meiner freien Entscheidung heraus selbst blockieren. Denn jeder Mensch hat die Freiheit auch gegen sich, die anderen und das Leben – also gegen die Liebe – zu sein. Sofern diese Barrieren zu stark sind, muss man sie parallel zur Ausrichtung auf die Liebe bearbeiten. Ansonsten können sie den Zugang zu ihr immer wieder verstellen.

Eine Blockade der besonderen Art ist das, was wir in der Sprache der Imagination den „inneren Gegenspieler" nennen. Damit ist eine bereits im ersten Teil des Buches erwähnte Gegenkraft im Leben gemeint. Sie wurzelt nicht in einer verunglückten Sozialisation, ist nicht individuell-biografisch begründet. Sie ist kollektiver Natur, das heißt in der Seelentiefe eines jeden Menschen auffindbar und auch aktiv. Genau wie die Liebe ist sie ein Urphänomen, das wir nie loswerden. Dennoch können wir sie gestalten, indem wir uns zu ihr verhalten, ihr also nicht gestatten, Macht über uns zu erlangen, beziehungsweise ihren Einfluss auf uns immer wieder neu begrenzen.

Die Intention dieser Energie ist letztlich nur eine einzige: Sie will Leben zerstören. Sigmund Freud sprach hier vom Destruktionstrieb im Menschen, der die Tendenz hat, alles Leben in den anorganischen Zustand der Ruhe überführen zu wollen, also es töten zu wollen. Ebenso kennen die Hochreligionen, die Märchen und Mythen und auch die Literatur diese polare Struktur des Lebens, wenn sie von Gott und dem Teufel, den guten und bösen Feen, den Helden und den Übeltätern erzählen.

Eindrucksvoll bestätigen die Imaginationen diese Sicht der Dinge. Immer wieder tauchen in ihnen Phänomene und Gestalten auf, die sich beim besten Willen nicht mehr biografisch verstehen lassen. Sie stammen vielmehr aus der Schicht des Unbewussten, die C. G. Jung das kollektiv, also menschheitsgeschichtlich Unbewusste genannt hat. Symbole, in denen sich der Gegenspieler der Liebe zeigt, sind zum Beispiel mörderische Ungeheuer, bösartige Drachen, vernichtende Urspinnen, höhnisch lachende, menschenähnliche verzerrte Gestalten, böse Hexen, Riesen, Ankläger, Zauberer, diabolische Gestalten (die alle keine Mutter- bzw. Vatersymbole mehr sind!), abgründige, übel stinkende Schwefelseen, Zerstörungsmaschinen und so weiter.

Die Quelle der Liebe suchen

Zum Abschluss dieses Kapitels möchte ich eine Imagination zur Quelle der Liebe schildern, in der auch das Kräfteverhältnis zwischen der Liebe und ihrem Gegenpol sehr deutlich zum Ausdruck kommt.

Nach einer kurzen Entspannungsübung fand sich ein von starken Selbstaggressionen geplagter Mann am Rande eines dunklen Tannenwaldes wieder. Sein Gefühl war ebenfalls düster. Fast unwiderstehlich wurde er von einer nicht sichtbaren Kraft in den Wald hineingezogen. Der ihm aus anderen Imaginationen bereits bekannte innere Heiler bedeutete ihm, diesem Sog nachzugeben. So ging er in den Wald hinein. Je tiefer er in ihn eindrang, desto unheimlicher wurde es. Zwischen den Bäumen ertönte immer wieder höhnisches Gelächter, ohne dass er dessen Quelle genau orten konnte. Die Wirkung auf sein Gemüt aber verfehlte es nicht. Er fühlte sich klein, leer und hässlich.

Auf meine Intervention hin bat er den Heiler, dass er ihm zeigen möge, woher das Lachen komme. Dieser schaute ihn mit sehr ernsten Augen an, zeigte in die Tiefe des Waldes hinein, nahm ihn an die Hand und ging mit ihm direkt auf das Gelächter zu. Je näher beide dessen Ursprung kamen, desto stärker wurde es. Der Imaginierende wollte sich am liebsten die Ohren zuhalten. Sein Begleiter aber bedeutete ihm hinzuhören und hinzusehen. Und dann sah er sie. Aus dem Schutz der Tannen kroch eine überdimensional große, ekelhafte angriffslustige Spinne hervor. Er erschauderte und klammerte sich an den Heiler. Der allerdings zeigte keinerlei Anzeichen von Panik, im Gegenteil: Ruhig und entschlossen blieb er vor dem Tier stehen und signalisierte ihm, das

Gleiche zu tun. Es kam zu einem Patt. Das Ungeheuer stand vernichtungsbereit vor den beiden, die wiederum hielten stand. Ich bat meinen Gesprächspartner, die gute tragende Hand zu rufen, die auf der Stelle erschien. Er und der Heiler mögen sich in sie hineinstellen, was sie auch taten. Seine innere Anspannung ließ spürbar nach, trotzdem hatte er noch große Angst vor der Spinne, der Heiler hingegen wirkte fast heiter. Er solle die Hand bitten, sich der Spinne weiter zu nähern, was dieser mühelos und federleicht gelang. Nun wurde der Spinne angst und bange. Unter nicht artikulierbaren Drohgeräuschen zog sie sich immer tiefer in den Wald zurück. Die Hand folgte ihr, die Spinne lief immer schneller davon. Schließlich wurde sie zu einem Punkt am Horizont und verschwand ganz. Tiefes Aufatmen im Imaginierenden! „Der Wald hat sich verändert", stellte er erleichtert fest. „Alles hell, überall grüne Laubbäume." Ob er die Hand bitten könne, ihn zu seinem ursprünglichen Ziel, zur Quelle der Liebe zu führen. Sie setzte sich erneut in Bewegung in immer lichtere Partien des Waldes hinein. Es wurde so hell, dass sich die Konturen der Bäume fast nicht mehr erkennen ließen. Und dann fand er sich, wie er sagte, „inmitten einer Kathedrale aus Bäumen wieder".

Ich bat ihn, die inneren Augen zu schließen, und seine Seele solle ihm nun das zeigen, was er jetzt sehen soll. Eine Zeit lang tat sich gar nichts. Dann entfaltete sich ein Mosaik. Er erkannte, dass das der Boden eines riesigen Gebäudes war. Stück für Stück kam ein märchenhafter Prachtbau zum Vorschein: unermesslich groß, weit, lichtdurchflutet, wunderschön. Überall bewegten sich einander zugewandte Menschen ungezwungen, heiter und in größter Harmonie. Er war mitten unter ihnen. Durch die Säle glitt ein ganz leichter, feiner wohltuender Windhauch. Er war überwältigt von alldem und mit einem leisen Weinen sagte er: „Ich bin da." Tiefe Freude und Erleichterung füllten ihn aus. Nun hörte er Klänge, die sich zu einer Musik verdichteten, die er noch nie gehört hatte und die er auch nicht wiedergeben konnte. Er möge bitte dorthin schauen, woher die Klänge kommen. Er tat es und wandte den Kopf gleich wieder etwas zur Seite. „Das ist zu hell", sagte er, „da kann ich nicht mehr hinschauen." Dann solle er bitte nur beiläufig hinsehen, sodass er nicht geblendet würde, aber doch zu sagen versuchen, was das Helle ausstrahle. „Alles", entgegnete er, „da kommt alles her."

Vergeben und verzeihen können

Wohin mit der Wut und den Wiedergutmachungswünschen?

Jeder von uns kennt die folgende Situation. Ein anderer Mensch hat uns gekränkt, ungut mitgespielt oder sogar großen Schaden zugefügt. Er tat das unwissentlich, fahrlässig, vielleicht auch vorsätzlich und berechnend. In uns bohren Schmerz, ohnmächtige Wut, tiefe Wiedergutmachungs-, wenn nicht sogar Rachewünsche. Wenn wir Glück haben, können wir den Übeltäter zur Rechenschaft ziehen, bekommen unser Recht und er seine Strafe. Dann kommt unser Streben nach Genugtuung mehr oder minder zur Ruhe, je nachdem, wie schwer der erlittene Schaden war oder wie bleibend er ist.

Wenn wir Pech haben, kommt der Täter unerkannt und ungeschoren davon, die Tat wird nicht gesühnt. Wir bleiben auf allem sitzen: dem Schaden, dem Zorn und der Wut. Wir versuchen allein um des inneren Friedens willen uns von all diesen Gefühlen zu distanzieren. In der Tiefe aber arbeiten sie weiter, in unseren Selbstgesprächen vor dem Einschlafen und nachts in unseren Träumen verfolgen sie uns.

Der Wunsch nach Wiederherstellung der Gerechtigkeit, Wiedergutmachung, Ausgleich für erlittenen Schaden und erfahrenes Unrecht ist fest im menschlichen Gemüt verankert. Das lässt sich bei Kleinkindern genauso wie bei Erwachsenen beobachten. Wenn ein Kind auf dem Spielplatz von einem anderen auf den Boden geschubst wird oder ein Spielkamerad ihm sein Förmchen wegnimmt, fängt es an zu schreien. Wenn das nichts hilft, läuft es zur Mutter und weint weiter. Erst wenn sie dann das Spielzeug zurückerobert und mit dem anderen Kind geschimpft hat, ist es gut. Die Welt stimmt wieder. Auch Erwachsene sind nicht über solche Empfindungen erhaben, sie werden ebenso heftig von ihnen geplagt. Kommt ein Nachbar ihnen dumm, behandelt sie ein Arbeitskollege oder der Partner unfair, dann merken sie sich das in aller Regel sehr genau. Erst eine glaubhaft vorgetragene Entschuldigung stellt den Frieden wieder her. Bleibt sie aus, kann das Verhältnis auch nach Bagatellproblemen dauerhaft getrübt bleiben. Wirklich ernst wird es, wenn es sich um schwere Schädigungen handelt. Ein Mensch wird von einem anderen um seine Ersparnisse gebracht, verliert durch einen betrunkenen Autofahrer sein Kind, wird brutal zusammengeschlagen, missbraucht, zu Unrecht ins Gefängnis eingesperrt – so etwas kann ein ganzes Leben ruinieren. Und das nicht zuletzt eben deshalb, weil Groll, Hass und Rachewünsche nicht zur Ruhe kommen wollen. Je nach Persönlichkeitsstruktur werden diese Gefühle in dem einen mehr und dem anderen weniger wüten. Vorhanden sind sie in jedem von uns. Was sollen wir aber mit ihnen machen? Nicht selten verdrängen wir sie nach einiger Zeit, weil wir bemerken, dass sie unser Lebensgefühl zusätzlich zum erlittenen Schaden noch mehr belasten. Dieser Weg hat Vorteile und ist zuweilen der einzig Mögliche, um nicht verrückt zu werden. Sein Gewinn besteht darin, dass der Blick nach vorn wieder freier und das Lebensgefühl offener für das wird, was vor uns liegt. Seine Gefahr und der gravierende Nachteil liegen darin, dass Verdrängtes eben nicht wirklich verarbeitet ist. Nicht selten holt Verdrängtes uns in irgendeiner Form wieder ein – und sei es durch eine psychosomatische Erkrankung.

Ein anderer Weg ist es, an den negativen Gefühlen dauerhaft festzuhalten. Sie werden immer und immer wieder im Gemüt hin- und herbewegt, man grämt sich, wütet innerlich vor sich hin, schmiedet finsterste Rachepläne und lebt diese in der Fantasie reichlich aus. Der Vorteil eines solchen Verhaltens liegt darin, dass die Gefühle nicht einfach in der Versenkung verschwinden und von dort aus unerkannt ihr Unwesen treiben können. Das gravierende Problem dieses Lösungsansatzes ist jedoch die Dauerbeschäftigung mit diesen dunklen Emotionen. Zwingend werden sie das Lebensgefühl eintrüben und uns von innen her Stück für Stück zerfressen.

Was aber dann? Es gibt einen dritten Weg, den der Vergebung. Vergeben können gehört zur hohen Schule der Lebenskunst, setzt ein Hochmaß an persönlicher Entwicklung – man könnte auch sagen an Herzensbildung – und innerer Reifung voraus. Sie ist ein zutiefst geistiger Akt.

Wie wir vergeben lernen können

Die Situationen, in denen Vergebung zum Tragen kommen kann, sind so vielfältig, dass sie sich nicht systematisieren lassen. Ich orientiere mich im Folgenden deshalb zunächst an einem in den Gesprächen häufiger auftauchenden Problem. Ein Ehepartner ist von dem anderen hintergangen worden und fühlt sich sehr verletzt. Als Beispiel möchte ich die Geschichte einer Frau heranziehen. Sie lebte mit ihrem Mann bereits Jahrzehnte zusammen und meinte, eine mehr oder minder glückliche Ehe zu führen. Die beiden gemeinsamen Kinder waren bereits aus dem Haus, als sie durch einen Zufall erfuhr, dass ihr Mann schon über einige Zeit hinweg eine Geliebte hatte. Ihre Welt brach zusammen. Sie fühlte sich betrogen und verraten, stellte das weitere Zusammenleben massiv infrage. „Das kann ich ihm nicht verzeihen", so formulierte sie es. Ich schildere im Folgenden nicht den Verlauf der gesamten Gesprächsreihe, also nicht die Grundzüge einer Ehetherapie, sondern nur die für unser Thema wesentlichen Aspekte.

Alle Gefühle zulassen

Vergebung beginnt mit der Realisierung der Negativgefühle, die durch die Übeltat des anderen in mir ausgelöst worden sind. Warum? Weil sie da sind! Sie stellen sich fast reflexartig ein und das nicht selten mit ziemlicher Wucht. Wer meint, diese Emotionen frömmelnd, harmonisierend oder großmütig übergehen zu können, irrt sich. Ihre Verleugnung hilft nicht weiter. Ob wir es wollen oder nicht, sie sind eine psychische Tatsache.

Was sollen wir mit diesen Gefühlen aber tun? Wir können uns – bildhaft ausgedrückt – mit ihnen zusammen an den inneren runden Tisch setzen und sie nach- und auch durcheinander zu Wort kommen lassen. Es ist so wichtig, dass sie sich hinreichend aussprechen dürfen. Sie wollen gehört und gesehen werden, weil sie ein Teil unseres Lebens sind. Sie zu übergehen, hieße, uns zu allem Überfluss nun auch noch selbst in den Staub zu treten.

Ebenfalls wäre es gut, wenn sich ein uns wohl gesonnener Mensch mit an diesen Tisch setzen und uns zuhören würde. Wir brauchen einen Zeugen, für unser Glück und für unser Unglück. Im Gespräch mit ihm darf alles, aber auch wirklich alles zum Vorschein kommen! Die Tat, der Tathergang, die Zeit davor und danach, all die Wenn- und Aber-Sätze, die Tränen, der Schmerz, die Wut, die Rachewünsche.

In diesem konkreten Fall war der Zugang zu all diesen Emotionen zunächst durch eine innere Betäubung verdeckt, die sich erst allmählich löste. Dann aber kamen sie massiv zum Vorschein. Neben den genannten Gefühlen stellte sich auch Ekel angesichts der Tatsache ein, dass sie mit ihm auch in der letzten Zeit immer noch zusammen geschlafen hatte. „Hätte ich das doch bloß gewusst, ich hätte ihn nie und nimmer in mein Bett gelassen", so klagte sie.

Nach meiner Tatbeteiligung fragen
In unserer Verletztheit durch einen anderen übersehen wir gern, dass wir selbst auch nicht immer ganz unbeteiligt an dem sind, was geschehen ist. Es ist gut, sich einige Zeit nach dem ersten Aufschrei des Schmerzes der Frage zu stellen: „Was habe ich damit zu tun, dass das, was geschehen ist, passieren konnte."

Zwei Fallen gilt es bei der Suche nach Antworten zu vermeiden. Zum einen könnte man aus lauter Schuldgefühl, Harmoniewunsch oder Konfliktschwäche heraus dazu neigen, Beteiligungen einzugestehen, die gar nicht vorhanden sind. Diese Gefahr wird durch eine in der Konfliktbearbeitung häufig zu beobachtende Tendenz unterstützt, die so etwas wie ein „paritätisches Prinzip" zum Dogma erhebt. Egal was geschehen ist, es sind immer zwei beteiligt und beide haben zu gleichen Teilen zum Problem beigetragen. Dem ist zu widersprechen. Diese Haltung stärkt lediglich den tatsächlichen Aggressor, der seine Tat in der Regel gern verharmlost, umdeutet oder verleugnet.

Ganz auf dieser unglücklichen Linie liegt auch die Vorgabe, dass man nicht von Schuld sprechen sollte. Es gibt sie und deshalb darf sie auch ausgesprochen werden. Das Verdecken der Wahrheit macht keinen Sinn und bringt mit Sicherheit keinen wirklichen Frieden. Sie muss im Rahmen des Möglichen zum Vorschein kommen dürfen! Wie, so wird man auch fragen dürfen, sollte ich etwas vergeben, das es angeblich gar nicht gibt?

Zum anderen tappt man selbst gern in die Falle der Verleugnung. Man verschiebt aus seiner Verletztheit heraus das gesamte Problem auf den anderen, überhäuft ihn mit Vorwürfen und

wäscht seine eigenen Hände in Unschuld. Auch so kommt weder
äußerer noch innerer Frieden zustande. Im Außen kann er nicht
gelingen, weil der andere sich nun seinerseits betrogen fühlt. Und
innerlich ist er blockiert, weil mehr oder minder bewusst das scha-
le Gefühl der Unaufrichtigkeit zurückbleibt, das eine von Herzen
kommende Vergebung erschwert. Man ahnt die Leichen im eigenen Keller und geht nicht mit wirklich freiem Herzen auf den anderen zu. Dieser Zwiespalt trägt in jeden Neuanfang gleich wieder
neue Spannung hinein.

Im konkreten Falle hat die Ehefrau sich die genannten Fragen
zugemutet, konnte aber keine ihr bewussten größeren Probleme
auf ihrer Seite entdecken. „Natürlich gab es Reibungspunkte,
klar. Aber ich habe ihn ja auch gefragt, was ihm in der Ehe gefehlt
hat. Er hat mir keine Vorwürfe gemacht." Spätere Gespräche mit
dem Ehemann bestätigten ihre Sicht der Dinge. Die Haupt-
schwierigkeit lag auf seiner Seite. Er hatte seine Sexualität nicht
hinreichend in die Liebe integrieren können. Sie führte zuweilen
ein von der Partnerschaft abgelöstes Eigenleben. Er hatte das
auch längst als Problem erkannt – nur eben nicht lösen können
oder wollen.

Die Konfrontation mit dem Übeltäter suchen
Sofern es möglich und sinnvoll ist, sollte man den Menschen, der
einen verletzt hat, mit seiner Tat konfrontieren und ihm gegenüber
deutlich zum Ausdruck bringen, was man von seinem Handeln
hält. Hier gilt es allerdings abzuwägen, ob ich mir dadurch nur
wieder neue Verletzungen zuziehe, weil auf der anderen Seite keine Gesprächsbereitschaft vorhanden ist oder das Geschehene zu
schwerwiegend war und eine Gegenüberstellung sich deshalb verbietet. Sollte das der Fall sein, kann man zum Beispiel einen fikti-
ven Brief an den Aggressor schreiben.

Ob nun direkt oder indirekt, es ist von großer Bedeutung, den
innerlich aufgestauten Zorn zur Sprache zu bringen. Wer es nicht
tut, riskiert, dass er zu ohnmächtiger Wut vermodert, die allerlei
Schaden anrichten kann. Vergebung, die zur Versöhnung führen
soll, darf nicht auf einem wie auch immer gearteten faulen Kompromiss aufbauen. Vielmehr ist sie mit dem Weg durch den Konflikt hindurch verbunden. Im konkreten Beispiel bedeutete dies,
dass es zwischen den beiden Eheleuten zu mächtigen Ausspra-

chen kam, in denen die Frau keinen Hehl aus ihrem Zorn machte. In der ersten Zeit ließ sie kaum ein gutes Haar an ihm.

Notwendige Konsequenzen ziehen
Wer durch einen anderen Menschen geschädigt worden ist, sollte sich Klarheit darüber verschaffen, welche Konsequenzen er ziehen will und muss. In diesem Falle ging es natürlich um die Frage, ob die Frau aus dem gemeinsamen Haus ausziehen und die Ehe aufkündigen sollte. Sie trug sich sehr ernsthaft mit diesen Gedanken, favorisierte dann aber eine andere Lösung. Sie wollte nichts im Affekt entscheiden, richtete sich aber ein eigenes Schlaf- und auch Badezimmer ein, was aufgrund der räumlichen Gegebenheiten möglich war. Auch sonst ging sie auf Abstand zu ihrem Mann. Sie verbrachte viel Zeit mit sich allein, suchte das Gespräch mit Freunden und informierte sich bei einem Anwalt über die Rechtslage im Falle einer Scheidung.

Welche Konsequenzen ein Mensch in seiner jeweils konkreten Situation zieht, muss immer wieder neu abgewogen werden. Das kann ein Ortswechsel, eine Strafanzeige – zuweilen aber auch ein notgedrungenes Stillschweigen sein, um Schlimmeres zu verhüten. Hier darf man unter keinen Umständen „aus Prinzip", sondern sollte immer situationsgebunden und lebensnah entscheiden. Und was in dem einen Falle richtig ist, kann im anderen genau das Falsche sein.

Jeder Mensch ist mehr als seine Übeltat
Natürlich war dieser Mann nicht nur ein Unhold. Er hatte auch ganz andere Seiten und beide Partner hatten ebenso viel Gutes zusammen erlebt. Nach dem ersten Entsetzen konnte die betrogene Ehefrau sich das zwar theoretisch vergegenwärtigen, ihr Gefühl war aber noch viel zu verletzt, als dass sie sich das auch emotional eingestehen konnte. Dafür tat sie es später und es war ein für sie sehr hilfreicher Schritt auf dem Weg zur Vergebung und Versöhnung.

Kein Mensch ist identisch mit seinem Problem, auch nicht mit seiner Untat. Er ist immer mehr als das. Vergebung und Versöhnung setzen die innere Bereitschaft des Geschädigten voraus, diese Wahrheit auch in seinem konkreten Falle gelten zu lassen. Das ist je nach Schwere der Verletzung mehr oder minder leicht, in manchen Fällen fast oder völlig unmöglich. Zumindest sollte man den Versuch machen, auch nach anderen Seiten des Täters als nur nach seiner Missetat zu suchen, da diese Sicht der Dinge Angst, Zorn und Wut reduzieren kann.

Verstehen statt verurteilen
Statt den anderen zu verurteilen, ist es auf dem Wege zum Verzeihen hilfreich, nach Verstehenszugängen für seine Tat zu suchen. Was wird ihn bewogen haben, so zu handeln? War es wirklich nur reine Boshaftigkeit oder war auch er in Not? Kann ich seine Handlungen – wenn auch keinesfalls nur, so doch aber auch – aus dem Zusammenhang seiner Geschichte, seiner Persönlichkeitsstruktur, seiner gegenwärtigen Lebenssituation heraus begreifen? Das entschuldigt ihn nicht einfach, lässt das Geschehene aber in einem anderen Licht erscheinen. Das Gegenüber wird uns auf diese Weise nicht mehr so leicht zu einem Monster, das nur Böses im Schilde führt.

Hilfreich ist es weiterhin, sich zu vergegenwärtigen, dass wir auch nicht nur Engel sind, sondern genau wie der andere der Ambivalenz des Lebens unterliegen. Nicht um sich selber mundtot zu machen, sehr wohl aber um sich nicht zu glorifizieren und den andern zu dämonisieren, sollte man sich hin und wieder auch einmal das Jesuswort aus dem Johannesevangelium ins Gedächtnis rufen: „Wer unter euch ohne Sünde ist, werfe den ersten Stein ..." Oder anders gesagt: Unser eigenes Haus ist gläserner, als wir denken!

Nach erkennbarer Reue suchen
Ein Unrecht kann nicht einfach so stehen bleiben. Man kann nicht zur Tagesordnung übergehen, als ob nichts geschehen wäre. Um vergeben zu können, ist es für den Geschädigten eine große Hilfe, wenn er auf Seiten des Täters wirkliche Reue spürt. Entschuldigt sich ein anderer bei uns für sein Fehlverhalten, sei es aus Unachtsamkeit oder aus Vorsatz heraus geschehen, fällt es uns viel leichter, ihm zu verzeihen, als wenn er das nicht tut. Wichtig ist es allerdings, dass die Entschuldigung kein reines Lippenbekenntnis ist, sondern von Herzen kommt.

Jeder kennt das: Man hat sich gestritten und den anderen im Streit so richtig beleidigt. Nachdem sich die Gemüter wieder beruhigt haben, geht man auf ihn zu und murmelt nicht nur ein Dürftiges „Das war nicht so gemeint", sondern man entschuldigt sich tatsächlich bei ihm. Echte Entschuldigung spricht dabei nicht von der Schuld des anderen, sondern bleibt bei der eigenen, redet nicht schnell, sondern lässt das Eingeständnis wirken, macht Pausen beim Sprechen, damit auch der andere noch einmal Stellung beziehen kann, wehrt berechtigte Vorwürfe nicht ab, sondern nimmt sie an. Häufig ist es dann so, dass auch der andere von sich aus anfängt, über seine Anteile am Streit zu sprechen. Im Falle des genannten Ehepaars bereute der Mann sein Fremdgehen inständig. Er brachte das seiner Frau gegenüber immer wieder zum Ausdruck. Und er ließ seinen Worten auch Taten folgen. Den Kontakt zur Geliebten brach er sofort ab, suchte von sich aus die Beratungssituation auf, drängte sie nicht zu einer schnellen Entscheidung für einen Neuanfang und begann auch so manche von ihm zu verantwortenden „kleinen Dinge" im alltäglichen Zusammenleben zu ändern, die sich bislang nicht so günstig auf die Beziehung ausgewirkt hatten. Bei alledem ging er nun aber auch nicht ständig in Sack und Asche, was nicht nur ihm, sondern auch ihr wohltat.

Und wenn die Reue ausbleibt?

Was aber, wenn die Reue ausbleibt oder an ihre Stelle sogar Kaltschnäuzigkeit, Spott oder Hohn tritt? In unserem Beispiel hätte dies das sofortige Ende der Partnerschaft bedeutet. Nehmen wir einmal an, es wäre so gekommen. Wie hätte es dann in der Frau ausgesehen? Sie hätte sich noch mehr gekränkt gefühlt. Neben vielen anderen Gefühlen wie Demütigung, Trauer, Entwertung, Enttäuschung, Empörung und gesundem Stolz hätten sich mit großer Wahrscheinlichkeit auch ohnmächtige Wut und Rachegefühle in ihr ausgebreitet.

Diese Emotionen stehen dem Verzeihen und Vergeben häufig besonders im Wege. Und das umso mehr, je schwerer die Tat und entsprechend das zugefügte Leid ist. Man denke nur an die Opfer von Verbrechen, Krieg, Vertreibungen.

Was tun, wenn die Reue der Täter ausbleibt? Wie geht das dann mit dem Vergeben? Hier sollte man von sich und anderen nichts Unmögliches erwarten. Es wird häufig, vielleicht sogar in der Mehrzahl der Fälle nicht oder erst nach langer Zeit möglich sein, Vergebung und Versöhnung in die Wege zu leiten. Das erlittene Unrecht kann einfach zu groß sein. Es ist schon sehr viel, wenn

Menschen von ihrem Hass und ihrem Groll lassen und sich dem
Leben wieder neu zuwenden können, auch ohne dass es zu einer
Aussöhnung mit dem Widersacher gekommen ist.

Den Ambivalenzcharakter des Lebens bejahen
Unter diesen Vorbehalten möchte ich im Folgenden einige Denk-
anstöße geben, die den Prozess der Vergebung dennoch einleiten
oder zumindest in die Nähe rücken können.
    Leben hat polare Struktur. Zu dieser Polarität gehören eben
auch Gerechtigkeit und Ungerechtigkeit – Glück und Unglück. Das
wird in diesem Leben immer so bleiben und gilt auch für mich.
Nach einer Zeit der Rebellion gegen erlittenes Unrecht oder
Unglück hilft es, sich mit diesem Grundgedanken vertraut zu
machen. Anstatt weiter gegen diesen Bauplan des Lebens zu
kämpfen und zu fragen „Warum geschieht gerade mir das? Wie
kann das sein, dass so ein Übeltäter ungeschoren davon kommt
und ich leide – ich habe doch gar nichts getan!", hilft letztlich nur
die Frage weiter: „Zu welchem persönlichen Wachstum fordert
mich diese himmelschreiende Ungerechtigkeit, dieses Leid, dieses Ungemach heraus?"
    Und was ist, wenn ein Mensch gar nicht wachsen, sondern
Wiedergutmachung will? Das wäre zwar verständlich, aber dennoch wird ihn dieser Wunsch mit hoher Wahrscheinlichkeit zer-
mürben. Damit kein Missverständnis entsteht: Alles, was wir an
Elend und Ungerechtigkeiten bekämpfen, verhindern oder gera-
derücken können, sollen wir auch tun. Es bleibt aber immer etwas,
das wir nicht verändern können. Zu ihm müssen wir eine Einstellung suchen.

Leben hat Aufgabencharakter
Die Bereitschaft, nach dieser Einstellung wirklich suchen zu wollen, können wir durch die Anerkennung folgender Wahrheit unter-
stützen: Nicht wir sind es, die dem Leben sagen können, wie es zu
sein hat, sondern das Leben selbst steht in der Mitte, wir sind auf
das Leben hingeordnet. Natürlich sollen und dürfen wir unsere
Vorstellungen und Wünsche äußern und in einem gesunden Rahmen auch dafür sorgen, dass sie Wirklichkeit werden. Im Kern
aber stellen nicht wir ihm, sondern das Leben uns jeden Tag aufs
Neue die Fragen. Sie sind zuweilen sehr hart und unbequem. Wir

sollen mit der Gestaltung unserer Existenz auf sie antworten. Unsere Antwort kann die Resignation, aber auch die Weiterentwicklung sein.

So unangenehm diese Sicht der Dinge auch erscheinen mag und so sehr sie unserem egozentrischen Weltbild widerspricht, letztlich ist sie eine große Befreiung, weil sie Sinnfindung auch in schweren Zeiten und absurd scheinenden Situationen ermöglicht.

Die Liebe steht über der Gerechtigkeit
Um vergeben zu können, ist es ebenfalls hilfreich, sich zu vergegenwärtigen, dass Recht zu bekommen nicht der höchste Wert im Leben ist. Noch über der Gerechtigkeit steht die Liebe. Sie ist der einzige Wert, den man absolut setzen darf. Wem übles Unrecht widerfahren ist, der steht in der Gefahr, den Rest seines Lebens von Gefühlen wie Trauer, Schmerz, Wut und Hass dominiert zu werden. Dies gilt umso mehr, je weniger Gerechtigkeit ihm im Anschluss zuteil geworden ist. All diese Emotionen aber bedeuten den sicheren Tod im Leben. Der einzige Weg, ihm zu entgehen, führt manchmal über die Bejahung folgender Einsicht: Der Mensch ist auf der Welt, um zu lieben und nicht um seinen Gewinn zu maximieren, erfolgreich, chronisch glücklich zu sein und eben auch nicht, um Recht zu bekommen.

Und zuweilen schält das Leben besonders hart an einem, damit man sein Bestes, nämlich die Liebe, aus sich herausbringt. Wir müssen den Übeltäter ja nicht lieben. Es wäre viel, wenn wir überhaupt wieder nach einem Ja zum Leben suchen würden. Wenn auch andere, zum Beispiel der, der mir massives Unrecht zugefügt hat, auf dem besten Wege ist, an seinem Leben vorbeizuleben – ich muss es ihm nicht gleichtun. Ich kann mich auf das wirklich Wesentliche besinnen und so mein Leben trotz allem gewinnen.

Wie kann Gott so eine Ungerechtigkeit zulassen?
Allerdings drängt sich in Not geratenen Menschen eine Frage besonders auf: Wenn es einen liebenden Gott gibt, wie kann es dann solche Ungerechtigkeiten auf dieser Welt geben? Für viele ist das ein wesentlicher Grund, sich vom Glauben an einen Gott abzuwenden. Gäbe es ihn, so würde es auf unserer Erde anders aussehen, so wird häufig argumentiert.

Aus meiner Sicht möchte ich auf die gestellte Frage zunächst antworten, dass wir alle Teil des Lebens sind und nicht auf einer Warte außerhalb, gleichsam an einem dritten Ort, stehen, von dem aus wir das Ganze des Lebens und der Welt überblicken können. Wir sind Teil des Systems und nicht dessen Konstrukteur. Damit ist unser Erkenntnisvermögen per definitionem eingeschränkt. Jede Antwort, auch die atheistische, die wir hier versuchen, ist eine Glaubensantwort. Dessen muss man sich bewusst sein.

Sodann wird man sagen dürfen, dass vieles an Not und Elend auf dieser Welt ganz bestimmt nicht Gottes Willen entspricht, sondern von uns zu verantworten ist. Man sollte hier nicht aus lauter Bequemlichkeit die eigene Schuld an den Himmel projizieren. Aber trotzdem darf man fragen: Wie kann Gott das zulassen?

Der Reformator Martin Luther ist in seiner Auseinandersetzung mit Erasmus von Rotterdam dieser Frage nachgegangen. Dort sagt er sinngemäß: Gott hat sich in Jesus offenbart. In ihm können wir Gott ins Herz schauen. Und dessen Wesen ist reine Liebe.

Aus dieser Liebe heraus liebt Gott uns Menschen, nicht etwa, weil wir so tolle Typen wären. Und jeder Versuch, sich die Liebe Gottes, etwa durch besondere Frömmigkeit, zu verdienen, verkennt die Stellung des Menschen vor ihm. Gott liebt uns nicht wegen, sondern trotz unserer Taten, der guten wie der schlechten. Gott liebt uns, weil er uns lieben will. Darin lässt er sich nicht beirren, diese Liebe ist unerschütterlich. Damit entbehrt sie letztlich einer Analogie in der zwischenmenschlichen Liebe. Diese ist im Zweifelsfall immer zu erschüttern. Gottes Liebe nicht.

Trotzdem gibt es, so Martin Luther, eine Seite in Gott, die uns nicht zugänglich ist. Er nennt sie den „deus absconditus", den verborgenen Gott. Der ist kein Gegengott zur Liebe. Gott ist eins mit sich selbst. Aber wir können ihn nicht ergründen. Das Leid auf der Welt geschieht nun keinesfalls ohne das Wissen und auch nicht ohne das Wollen Gottes. Wäre es doch so, dann wäre Gott nicht Gott. Letztlich ist es die für uns nicht ergründbare Tiefe Gottes, die eben auch Not, Elend und Ungerechtigkeit zulässt. Die Sinnhaftigkeit dessen können wir nicht erfassen, sie wird sich der Vernunft nicht erschließen. Und trotzdem dürfen wir uns der Liebe Gottes gewiss sein.

Anstatt zu versuchen, diesen Widerspruch irgendwie aufzulösen, lässt Martin Luther ihn so stehen und verweist beharrlich auf die Offenbarung Gottes in Jesus: in ihm hat Gott uns seiner Liebe vergewissert. Daran müssen wir uns halten. Kein Mensch wird also je ergründen können, warum es so viel Böses und Trauriges auf der Welt gibt und warum es gerade ihn trifft. Über dieser Frage kann man verrückt werden. Der einzige Ausweg besteht darin, sich von ihr immer tiefer zur Hinwendung zur Liebe herausfordern zu lassen.

Ich möchte diesen sehr radikalen Gedanken Martin Luthers das Kernstück einer Imagination zur Seite stellen, das sozusagen eine Analogie zu seinen Gedanken darstellt. Eine Imaginierende sieht ein überwältigendes Licht. Weit vor diesem Licht sieht sie einen Thron stehen. Auf jeder Seite des Thrones steht eine Gestalt, ein Engel und ein Teufel. Beide kommen aus dem Licht. Die Imaginierende bewegt sich auf das Licht zu, weil sie spürt: dort ist meine Heimat. Dann aber hört sie aus dem Licht heraus eine Stimme, die sagt: „Jetzt noch nicht." Ihr wird klar, dass ihr Platz in diesem Leben der Thron ist, der von den beiden Gestalten eingerahmt ist.

Das Licht in dieser Imagination, ein Gottessymbol, ist nicht zweigeteilt, kein Gemisch aus Hell und Dunkel. Gott ist eins mit sich. Es gibt auch kein zweites Licht, keinen zweiten Gott, auch nicht den Teufel als den Gegengott. Beide, Engel und Teufel, kommen aus dem Licht. Das Gute wie das Böse, beides kommt aus Gott, ohne dass Gott ein Teufel wäre. Die Imaginierende soll ihren Platz auf dem Thron einnehmen, der zwischen den beiden Gestalten steht. Menschliches Leben bedeutet Leben in der Ambivalenz zwischen Gut und Böse. Das ist unser Standort. Dennoch gehen wir auf dieses Licht zu: Jetzt noch nicht – aber im und durch den Tod hindurch.

Die Liebe hat die Kraft zur Vergebung
Zum Schluss möchte ich noch eine Imagination schildern, die zeigt, wie stark die Kraft der Liebe ist. Eine schwer missbrauchte Frau, die sich mit ihrem Schicksal gründlich auseinandergesetzt hatte, wanderte in einer Imagination in den inneren Gerichtssaal. Dort traf sie auf den inneren Staatsanwalt, den inneren Richter und den inneren Verteidiger. Wir hatten dieses Ziel ausgewählt, um den inneren Staatsanwalt zu entkräften. Aus seiner Energie

heraus neigte die Imaginierende zuweilen noch dazu, die bange Frage zu stellen, ob sie nicht doch zumindest eine Mitschuld an dem missbräuchlichen Geschehen trug. Natürlich hatte sie keine! Doch dann verlief die Imagination völlig anders. Schon bald fand sie sich im inneren Gerichtssaal vor. Die drei Gestalten waren anwesend. Gerade wollte ich sie bitten, sich den Staatsanwalt näher anzuschauen und ihm Paroli zu bieten, als sie sagte: „Da kommt Gott." Wie Gott denn aussähe, wollte ich erfahren. Das konnte sie nicht beschreiben. Alles, was sie sah, war ein außerordentlich helles und strahlendes Licht, das sie völlig umhüllte. Dann begann sie zu weinen – vor lauter Freude, die sie in diesem Licht empfand. Und dann sagte diese früher sehr geschundene Frau Erstaunliches: „Es gibt keinen Grund zur Anklage." Und damit meinte sie: keinen Grund zur Anklage gegen den Missbraucher!

Im Nachgespräch sagte sie, dass Anklage und Rachewünsche in diesem Licht keine Rolle spielten. Sie war durch und durch vom Licht ausgefüllt und erfüllt. Am liebsten wäre sie dort geblieben. Das war kein Ausweichen vor der notwendigen Auseinandersetzung mit dem Aggressor von damals. Nein, all das war in den Stunden zuvor reichlich geschehen. Es war ein tiefes Erfasstwerden von der Liebe, aus der heraus Frieden, Vergebung und Versöhnung – zumindest während der unmittelbaren Erfahrung in der Imagination – möglich waren.

Reue und Bereuen

Unterscheidung von Schuld und Schuldgefühl

Damit Reue und Bereuen gelingen können, muss man zwischen Schuld und Schuldgefühl unterscheiden. Hat ein Mensch tatsächliche Schuld auf sich geladen – und das tut jeder immer wieder –, dann ist Reue die notwendige existenzielle Antwort darauf. Schönreden und Verleugnen helfen hier genauso wenig weiter wie (chronische) Selbst- oder Fremdbestrafung. Durch Schuld verletztes Leben heilt unter anderem durch die Reue dessen, der es beschädigt hat. Inhalt von Schuldgefühl hingegen ist nur vermeintliche, in Wirklichkeit gar nicht vorhandene Schuld. Seine Wurzeln liegen zum Beispiel in problematischen Aspekten unserer Erziehung und späteren Sozialisation. Ebenso speist es sich aus tiefen inneren Quellen unserer jeweiligen Persönlichkeitsstruktur. Schlimmstenfalls kann es psychische Störungen verursachen wie etwa Depressionen oder Zwänge. Die angemessene Antwort auf das Schuldgefühl sind Erhellung, Bearbeitung und Überwindung seiner Gründe, also die Befreiung von ihm.

Nicht immer fällt es Menschen leicht, zwischen beidem zu unterscheiden. Diejenigen, die zu Schuldgefühlen neigen, empfinden häufig dort Schuld, wo sie gar keine haben. Sie meinen schuldig zu werden, wenn sie nicht perfekt sind, sich in gesunder Weise von anderen abgrenzen oder sich empören. Und um sich bloß nicht schuldig zu machen, verdrängen sie die gesunden Selbstbehauptungsimpulse. So aber bleiben sie den anderen gerade das wirklich schuldig, was endlich einmal gesagt und getan werden müsste. Und umgekehrt: So manche Zeitgenossen verdrängen wirkliche Schuld nur allzu gern mit dem Hinweis: „Willst du mir etwa Schuldgefühle machen? Ich bin ein freier Mensch und tue das, was mir gefällt!"

Sieben Schritte auf dem Weg zur Reue

Aber wenn wir nun wirklich schuldig geworden sind, wie kann Reue dann konkret aussehen? Unsere Schuld muss dabei gar nicht immer nur im Großen wie etwa im Stehlen, Betrügen, Schlagen, Töten liegen. Überwiegend ziehen wir sie uns ja in den ganz normalen Alltagsabläufen zu. Vielleicht sind wir in unserer Wut den Kindern und dem Partner viel zu schroff und zu hart begegnet. Oder wir haben Menschen in unserem beruflichen Umfeld aus Geltungs- oder Machtdrang ungerecht behandelt. Eventuell wird uns aber auch bewusst, dass wir uns aus Angst heraus dem sozialen Umfeld zu sehr angepasst haben, anstatt uns endlich einmal geradegemacht zu haben. Natürlich sind das keine Verbrechen. Dennoch fügen wir anderen (und letztlich auch uns) so viele „Mikroverletzungen" zu, die in ihrer Summe kräftig dazu beitragen, Leben zu zerstören. Zuweilen liegt unsere Schuld bei solchen Handlungen dann sowohl im aktuellen Verhalten selbst als auch in unserer Weigerung, an den schwierigen Seiten unserer Persönlichkeit endlich einmal zu arbeiten. Stattdessen muten wir der Umgebung unsere Macken ungebrochen zu.

Das Schuldverschiebespiel beenden
Reue setzt die innere Bereitschaft voraus, sich davon zu verabschieden, mit dem Finger auf die anderen zu zeigen. Sie beginnt mit der ehrlichen Frage nach dem eigenen Anteil an der problematischen Situation. Dazu ist es gut, sich in die Stille zurückzuziehen. Hier könnte ich folgende Fragen auf mich wirken lassen: Was gestehe ich mir in Bezug auf die fragliche Situation nur ungern, am liebsten gar nicht ein? Was würde ich am liebsten unter den Tisch fallen lassen? Bei welchem Gedanken wird mir besonders unwohl? Was stimmt an der Kritik des anderen, worin könnte er recht haben? Was ahne ich hinsichtlich der fraglichen Situation?

Und dann sollte die Wahrheit zum Vorschein kommen. Dabei können sich Widerstände einstellen: Rechthaberei, Schamgefühl, die Angst, das Gesicht zu verlieren, die Furcht vor den Folgen des Eingeständnisses der Wahrheit, der Wunsch, nicht der Unterlegene zu sein ... All das sollte ich mir ebenfalls in Ruhe anschauen, denn auch das ist Leben in mir.

Sich für die Wahrheit entscheiden
Beide Seiten liegen nun auf dem Tisch: einerseits die Erkenntnis
der eigenen Schuld, andererseits die Widerstände, sie auch
zuzugeben. Beide Seiten ziehen an mir, welcher will ich nachgeben? Ich sollte mir beide Wege ausmalen. Was habe ich davon, meine Schuld weiter zu leugnen, und was ist der Preis dafür? Der
Gewinn liegt in aller Regel darin, dass ich die unangenehmen Folgen eines Schuldeingeständnisses vermeiden könnte. Das wäre
aber nur ein oberflächlicher Gewinn, dem ein hoher Preis gegenübersteht. Warum? Weil meine innere Welt ja doch um die Wahrheit weiß und ich sie immer wieder unterdrücken müsste. Das
kostet viel Kraft, die mir für mein übriges Leben fehlt. Ich würde
darüber hinaus einen wichtigen Teil meiner selbst verleugnen –
das wäre pure Selbstaggression. Und ich würde die Lüge zwischen
mir und dem anderen ständig ahnen. Deren Energie vergiftet,
wenn auch nicht immer gleich spürbar, so doch kontinuierlich das
Klima zwischen uns beiden.
  Der Preis für das Schuldeingeständnis ist auf der anderen Seite auch nicht gering. Er bestünde in einem inneren Schmerz, den
ich zunächst aushalten müsste. Weiterhin könnte es negative Folgen für mich mit sich bringen. Dennoch ist der Gewinn höher: Ich
würde mehr im Einklang mit mir selbst leben, die drückende Last
der Unwahrheit loswerden, könnte mir wieder in die Augen schau-
en, würde so manchen psychischen und psychosomatischen Problemen, die sich als Folgen der Verdrängung einstellen können,
den Nährboden entziehen. Ebenso könnte ich die überraschende
Erfahrung machen, dass der andere auf meine Ehrlichkeit anders
als befürchtet reagiert, sie würdigt, anstatt sie zu bestrafen. Reue
bedeutet die Entscheidung für die Wahrheit.

Den Schmerz zulassen
Was aber dann? Meistens tut das dann erst einmal weh, doch sollte der Schmerz nicht gleich wieder mit billigen Entschuldigungen
zugedeckt werden. Es muss in meinem Gefühl „ankommen", dass
und wie sehr ich dem anderen wehgetan habe. Und es darf mich
ruhig peinigen, dass ich der Mensch bin, der das tat, denn der
zugelassene Schmerz ist eine der mächtigsten Triebfedern auf
dem Weg echter Veränderung.

Persönlichkeitsarbeit leisten
Der Schmerz hat seine Gründe in bestimmten Aspekten meiner
Seins- und Verhaltensweisen, etwa meiner Aggression, meinem
Neid oder meiner Trägheit. Diese gilt es vor mir selbst beim
Namen zu nennen. Anstatt mich dann aber zu verurteilen, sollte
ich versuchen, sie im Zusammenhang meiner Lebensgeschichte
und Persönlichkeitsstruktur zu verstehen.
Häufig können wir dann erkennen, dass wir gar nicht so sehr
für das Entstehen bestimmter Problemseiten verantwortlich sind.
Zuständig sind wir aber für deren heutige Gestaltung. Im Rahmen des uns Möglichen sollten wir also an unserer Persönlichkeit arbeiten, um deren problematische Seiten immer ein Stück
mehr zu reduzieren und die in uns verborgenen Möglichkeiten,
so weit es geht, aus uns herauszuleben. Dabei werden Reste von
Problemen bleiben, manchmal kleinere, zuweilen auch größere.
Darüber brauchen wir uns nicht grämen. Reue ist ja nicht der Versuch, ein „Heiliger" zu werden. Tätige Reue in diesem Sinne ist
oftmals wichtiger als so manch blinder und kurzatmiger Wieder-
gutmachungsaktivismus, der nicht selten die wirklichen Schwierigkeiten lediglich verdeckt und tiefer gehende Veränderung verhindert.

Sich entschuldigen und Entschuldigung erfahren
Zur Reue gehört die Entschuldigung bei dem Menschen, dem wir
wehgetan haben. Sie sollte kein bloßes Wortgeräusch sein, sondern von innen her kommen. Immer wieder aber gibt es Situationen, in denen der andere uns diese Entschuldigung verweigert. Ich
denke an einen Vater, der eines seiner Kinder zugunsten der beruflichen Karriere sehr vernachlässigt hatte. Das schmerzte ihn
mächtig. Nur allzu gern hätte er mit seinem inzwischen erwachsenen Sohn darüber gesprochen, aber er verwehrte ihm das klä-
rende Gespräch. Seine Schuld verfolgte ihn bis in die Träume hinein. Doch dann geschah etwas sehr Merkwürdiges. Wieder einmal
befand er sich in einem seiner Albträume an einem düsteren Ort.
Eine große, hagere, schwarz gekleidete Gestalt mit erbarmungs-
losen Augen stand vor ihm und zeigte mit dem Finger auf ihn. Mit
anklagender, dröhnender Stimme sagte sie nur ein Wort: „Du!"
Aber dann nahm der Traum eine Wendung. Es wurde heller.
Erstaunt blickte der Beschuldigte in die Richtung, aus der das

Licht kam. Das war inzwischen so hell geworden, dass er außer einem Gleißen gar nichts mehr sehen konnte. Dafür aber hörte er aus dem Licht eine Stimme sagen: „Diese Dinge sind im Himmel versöhnt." Er begann sehr zu weinen und fühlte sich tief von innen her befreit. Mehr als vieles andere, so sagte er lange Zeit später, hätte dieser Traum sein Leben verändert.

Nach guten Texten suchen

Um mit unserer Schuld fertig zu werden, brauchen wir die Erfahrung, dass sie uns vergeben wird. Das können weder wir selbst tun und – wenn man genau hinschaut – letztlich auch nur bedingt der Mensch, an dem wir schuldig geworden sind. Selbst wenn ein anderer Mensch, der zum Beispiel in Folge unseres fehlerhaften Verhaltens im Straßenverkehr bleibende körperliche Schäden davon getragen hat, uns vergibt, bohrt die Schuld häufig weiter in unserem Gemüt. Wirklich lösende, erlösende Vergebung können wir nur von der Quelle des Lebens – von Gott selbst – erfahren. Sie wird weder erarbeitet noch durch Reue verdient, sie wird uns geschenkt.

Das können wir, wie eben gezeigt, durch Träume erleben, die Helmut Hark einmal als die vergessene Sprache Gottes bezeichnet hat. Wir können es aber auch anhand von biblischen Texten erfahren.

Da sind beispielsweise das Gleichnis vom verlorenen Sohn (Lukas 15,11ff) oder die Sätze Jesajas: „Fürchte dich nicht, denn ich habe dich erlöst; ich habe dich bei deinem Namen gerufen: du bist mein!" (Jesaja 43,1); „Ich, ich bin es, der deine Übertretungen tilgt um meinetwillen und der deiner Sünden nicht mehr gedenken will." (Jesaja 43,25).

Ebenso gibt es viele andere Texte, wie den von Jochen Klepper: „Hat banger Zweifel mich gequält, hast du die Wahrheit nie entzogen. Dein großes Herz hat nicht gezählt, wie oft ich mich und dich betrogen. Du wusstest ja, was mir gebricht. Dein Wort bestand: Es werde Licht." Es gibt auch die Sätze von Martin Buber: „Rühr her den Kot, rühr hin den Kot, bleibt's doch immer Kot. Ja gesündigt, nicht gesündigt, was hat man im Himmel davon? In der Zeit, wo ich darüber grüble, kann ich doch Perlen reihen, dem Himmel zur Freude."

Symbolhandlung vollziehen
Schließlich tut es gut, den Weg der Reue mit einer Symbolhandlung abzuschließen. Wer im Umgang mit der Symbolwelt seines Unbewussten erfahren ist, kann die Augen schließen und darauf warten, dass sich vor seinem inneren Auge ein Gottessymbol des kollektiv Unbewussten, zum Beispiel die nun schon häufiger erwähnte „gute, tragende Hand", zeigt. In diese Hand kann man sich hineinstellen. Die Erfahrungen, die Menschen so machen, können überwältigend sein. Sie fühlen sich zutiefst gehalten, getröstet, versöhnt – trotz allem. In sie kann man aber auch symbolisch seine Schuld hineinlegen und darauf warten, dass sie fortgetragen wird.

Wer im Umgang mit seiner inneren Symbolwelt nicht geübt ist, sollte sich allein zunächst nicht in diese Tiefe vorwagen. Er könnte aber all das, was ihn quält, auf ein Blatt Papier schreiben, dann die Augen schließen und diesen „Brief" Gott oder auch „dem Leben" innerlich mit der Bitte, ihm seine Schuld zu vergeben, in die „Hände" legen. Und danach sollte man dieses Papier verbrennen (oder anders vernichten). Das Feuer hat nämlich in der Symbolwelt auch die Bedeutung der Reinigung.

Hoffnung und Vertrauen finden

Das Wesen der Hoffnung

Hoffnung ist einer der stärksten Beweggründe im Leben. Sie zieht uns nach vorn, zuweilen verleiht sie sogar Flügel. Wer hofft, lässt sich durch Rückschläge nicht so schnell entmutigen. Er fixiert sich weder auf Probleme noch ignoriert er sie, sondern schaut auf die Möglichkeiten. Hoffnung entfesselt Lebenskräfte und schreitet zur Tat, hofft zuweilen gegen den Augenschein. Sie macht Mut, der neue Erfahrungen ermöglicht, aus denen wiederum Hoffnung wächst. Sie hat Geduld, bewahrt die Ruhe und den Schlaf, beschert gute Träume. Der Hoffende behält den Überblick, hat Ideen, ist kreativ. Hoffnung ist und macht gesund, stärkt nicht nur die Psyche, sondern auch den Körper bis in die letzte Zelle hinein.

Hoffnung ist immer auf mehr oder weniger Konkretes ausgerichtet. So kann man hoffen, demnächst wieder eine neue Arbeit zu finden, dass man gesund bleibt oder eine Krankheit überwindet, den Partner zu finden, der zu einem passt, oder überhaupt endlich einmal einen Freund für sich zu gewinnen. Ebenso hoffen Menschen, dass sie die kommende Prüfung bestehen, eine gute Beurteilung oder auch eine Gehaltserhöhung erhalten.

Hoffnungen dieser Art haben wir alle jeden Tag viele Male. Sie sind integraler Bestandteil unseres Alltags und gehören zu uns wie der Atem. In ihr richten wir uns auf ganz konkrete Sinninhalte aus und können vorwegnehmend deren Realisierung fühlen, was uns wiederum die Kraft gibt, auf das Erhoffte zuzugehen.

Umgekehrt trägt die Hoffnung auch dazu bei, dass das Erwünschte uns von sich aus entgegenkommt. Das klingt zwar eigenartig, ist aber so. Eine Erklärung dafür liegt in dem, was man die merk-würdige Kraft der Gedanken nennen könnte: Jeder Wunsch, jeder Gedanke trägt zumindest die Tendenz in sich, Wirklichkeit zu werden. Auf die eine oder andere Weise hat das mit

Sicherheit jeder schon einmal erlebt. Meistens nehmen wir solche Erlebnisse gar nicht bewusst wahr oder wir tun sie gezielt als Spinnerei ab. So können sie uns allerdings nicht zu Erfahrungen werden. Zum Wesen dieser konkreten Hoffnung gehört es weiterhin, dass sie sich keineswegs immer erfüllt. Das liegt zum einen daran, dass sie sich in den Bereich des Irrealen verlaufen kann und Dinge will, die einfach außerhalb des Erreichbaren und Möglichen liegen. So kann man jede Woche neu auf den Lottogewinn, den Traumjob, den Traumpartner, die Wunderheilung hoffen. In dieser Ausprägung ist Hoffnung in aller Regel schädlich und gefährlich. Sie produziert Erwartungen, die zwangsläufig enttäuscht werden müssen. Wer sich auf diese Weise immer wieder selbst frustriert, schwächt sich, anstatt sich zu stärken. Anstelle von überzogenen Erwartungen und Hoffnungen wäre hier eine gesunde Realitätsprüfung besser. Zum anderen kann konkretes Hoffen deshalb enttäuscht werden, weil das Leben einfach nicht berechenbar und von uns bestimmbar ist. Hoffnung bleibt Hoffnung und hat keinen Anspruch auf Erfüllung. Immer ist beides möglich: Unser durchaus gerechtfertigtes und keineswegs überzogenes Hoffen kann sich erfüllen, aber auch ins Leere laufen. Je häufiger das geschieht, desto mehr neigen wir dazu zu resignieren. Andere sind nicht ganz so radikal und kultivieren einen Zweckpessimismus, auf dessen Boden die Hoffnung allerdings heimlich weiterkeimt. Schließlich gibt es die hoffnungsstarken Menschen, die sich auch durch viele Rückschläge nicht entmutigen lassen.

Wie aber können wir uns zu einem solchen Menschen hin entwickeln? Dieser Frage möchte ich im Folgenden nachgehen.

Wege zur Hoffnung

Zwei Arten der Hoffnung unterscheiden

Neben der eben beschriebenen konkreten Hoffnung gibt es noch eine andere Art der Hoffnung. Man könnte sie eine grundlegende, allgemeine oder auch unbestimmte Hoffnung nennen. Sie ist nicht mehr auf einzelne, ganz bestimmte Phänomene oder das Erreichen dieses oder jenes Zieles ausgerichtet. Ihr Blick ist weiter und tiefer, hat das Ganze im Blick. Sie hofft auf die Erfüllung meines Daseins, also dass letztlich alles gut wird mit mir und meinem Leben, dass nicht Zerstörung, Hass, Gewalt und Gier den Sieg davon tragen werden, sondern die Liebe. Und sie hofft das nicht nur für das eigene, sondern für das Leben insgesamt.

Doch wie sollen die Opfer von unheilbaren Krankheiten, Naturkatastrophen, Kriegen, Verbrechen und Hunger auf Erfüllung ihres Lebens hoffen? Ist es nicht zynisch, trotz all des Elends auf der Welt von dieser Hoffnung zu sprechen?

Um das Wesen dieser Hoffnung zu begreifen, sollte man sich vor Augen führen, dass es mehr gibt als nur die greifbare, sichtbare Realität der Stühle, Tische, Bäume, Häuser, Autos. Man muss also differenzieren zwischen Realität und Wirklichkeit.

Real ist unserem Verständnis nach all das, was wir sehen, messen, wiegen, mit den Mitteln des Verstandes analysieren und begreifen können. Nun gibt es aber mehr zwischen Himmel und Erde als nur die Realität. Hinter dieser realen Welt gibt es noch etwas anderes, die Wirklichkeit. Und auf sie ist diese Hoffnung bezogen, aus ihr speist sie sich.

Es stimmt: Auf den eben gezeigten Wegen ist diese Wirklichkeit uns nicht zugänglich. Messen, Analysieren, Beweisen sind keine Kategorien, die zu ihr passen, und keine Instrumente, mit denen sie erfasst werden kann. Ihr muss man mit dem Herzen begegnen. Das hat – laut Blaise Pascal – Gründe (auch zur Hoffnung), die der Verstand nicht kennt.

Drei kleine Beispiele mögen dies verdeutlichen. Eine Frau litt an Krebs. Sie war bereits von Metastasen zerfressen, wollte den nahenden Tod aber nicht wahrhaben. In ihrer Verzweiflung suchte sie Hilfe bei einem Therapeuten. Der sagte ihr nicht, dass sie bald werde sterben müssen, sondern wanderte mit ihr in einer Imagination in ihre innere Welt, man könnte auch sagen: tief in ihr inneres Herz. Dort bat er sie, den inneren Heiler zu rufen. Die Frau wartete und wartete. Doch der Heiler kam nicht (mehr). Stattdessen geschah etwas anderes. Es zeigte sich ein goldenes Licht, das immer strahlender und heller wurde. Lange blieb sie in diesem Licht und fühlte sich frei, leicht und froh. Dann kam sie aus der Imagination zurück. In den nächsten Tagen und Wochen wiederholte sie diese Imagination. Immer wieder kam das goldene Licht und hüllte sie auf wunderbare und friedvolle Weise ein. Schließlich akzeptierte sie den nahenden Tod. Sie hatte keine Angst mehr vor ihm, sah ihn nicht mehr als Feind, sondern als das, was jetzt kommen würde. Und sie begann ihrem Herzen zu vertrauen, dass der Tod sie ins Licht und nicht in die Dunkelheit führen würde. C. G. Jung berichtet von einem Traum, den ihm ein kleines sterbenskrankes Mädchen geschildert hatte. Das Kind träumte, dass ein schlimmer Sturm im Anzug sei, der alles Leben auf der Erde vernichten würde. Nachdem das aber geschehen war, kam ein neuer Wind, der alles Leben wieder zusammensetzte.

Der große Theologe Dietrich Bonhoeffer, der im Dritten Reich umgebracht worden ist, hat in seinem Buch „Widerstand und Ergebung" sinngemäß geschrieben: „Gott wird mit uns in unser Leben zurückgehen und all das Unvollendete vollenden." Und das hat er nicht von einem sicheren Schreibtisch aus, sondern im Konzentrationslager geschrieben, in das er verschleppt worden war.

Diese grundlegende Hoffnung verkennt die Realität nicht, sie rechnet aber mit einer hinter ihr stehenden Wirklichkeit, deren Wesen reine Liebe ist. Sie lässt sich auch dadurch nicht beirren, dass sich diese Liebe in unserem Leben immer nur fragmentarisch durchsetzt. Sie hofft auf eine Vollendung unseres Lebens durch den Tod hindurch und über ihn hinaus.

Wer so hofft, kann mit den zuvor genannten konkreten Hoffnungen noch einmal anders umgehen. Sie verlieren keineswegs an Bedeutung für ihn. Er kann sie aber das sein lassen, was sie sind: Hoffnungen, nach denen er sich ausstreckt, die sein Handeln beflügeln, von denen er sich auch wünscht, dass sie in Erfüllung gehen. Er wird sich freuen, wenn das geschieht. Genauso wird er enttäuscht sein, wenn sie sich nicht bewahrheiten. Er wird sich aber nicht mehr auf sie fixieren, sie absolut setzen und entsprechend auch nicht bleibend in der Resignation versinken, wenn das Leben anders kommt, als er es sich wünschte. Nach einer Zeit der Niedergeschlagenheit wird er sich, getragen von seiner Grundhoffnung, wieder auf den Weg machen und neue konkrete Hoffnungen entwickeln können. Er wird Aktivität, Hoffen und Loslassen in guter Weise miteinander verbinden können.

Hoffnung und Handlung gehören zusammen
Hin und wieder verstellen wir uns den Zugang zur Hoffnung durch unsere Passivität. Wir stehen morgens auf, holen die Zeitung aus dem Briefkasten, sitzen am Frühstückstisch, schauen aus dem

Fenster, denken an die Arbeit. Es drängt sich das Gefühl auf: „Jeden Tag das Gleiche. Was soll sich da noch groß verändern?" Eine solche Lebenshaltung raubt Kräfte und fördert resignative Tendenzen. Resignation ist jedoch ein Feind der Hoffnung. Vor allem aber verkennt so eine Grundeinstellung den Unterschied zwischen aktiver und passiver Hoffnung. Eine passive Hoffnungshaltung erwartet von einem selbst relativ wenig, von den anderen und dem Leben vieles, zuweilen alles. Sie versteht sich selbst eher als Opfer der ungünstigen Umstände und neigt zum Klagen über die vielen Übel. Natürlich weiß auch sie, dass wir nicht nur Marionetten des Schicksals sind, sondern selber auch etwas tun können, damit es uns besser geht. Wenn es dann aber konkret werden soll, schwächelt dieses Wissen und versinkt in einem Meer von Widerständen, Ausreden und Angst.

Um wieder mehr Hoffnung als bisher zu verspüren, ist es hilfreich, sich zu fragen: Wo warte ich zu passiv auf Veränderung, anstatt sie selbst in die Hand zu nehmen? Stimmt es tatsächlich, dass ich gar keinen Handlungsspielraum habe? Muss ich wirklich immer nur so oder könnte ich nicht auch anders? Vor welchen Not abwendenden Taten weiche ich aus? Kann es sein, dass ich mein Leben zerdenke, zergrüble oder verträume, anstatt endlich so zu leben, wie ich es eigentlich will?

Hoffnung und Handlung bedingen sich gegenseitig. Hoffnung befördert nicht nur Handlung, sondern ebenso führt Handlung zu Hoffnung. Der Mensch, der aktiv ins Leben hineingeht, macht neue Erfahrungen. Und weil Leben eben immer einen ambivalenten Charakter hat, wird er nicht nur schlechte, sondern genauso auch gute Erfahrungen machen. Die wiederum stärken die Hoffnung, aus der heraus er noch einmal mutiger in den neuen Tag hineingehen kann.

Sich empören

Hoffnung wird weiterhin durch angemessene Empörung gefördert. Wogegen soll sie sich richten? Gegen zweierlei. Zum einen ist es gut, sich gegen geschehendes Unrecht im Kleinen wie im Großen zu empören. Die größte Falle, in die man hier tappen kann, ist der Gedanke, dass das ja doch nichts nütze. Aber das ist falsch! Allerdings kann so ein Protest zuweilen ziemlich kräftezehrend sein.

Man hat in der Zeitung wieder einmal von einer Unmöglichkeit gelesen, die sich ein Politiker geleistet hat, regt sich zu Recht auf und versucht, seiner Entrüstung Luft zu machen. Der Versuch, im Rathaus, der Landeshauptstadt oder auch in Berlin anzurufen, gestaltet sich zur Geduldsprobe: Am anderen Ende hebt keiner den Hörer ab, es ist besetzt, der erreichte Ansprechpartner ist nicht zuständig und verbindet weiter, allerdings mit dem Erfolg, dass die Verbindung irgendwo im Nirgendwo landet. Nach einigen Versuchen ist man schließlich doch mit einem Menschen aus dem zuständigen Ressort verbunden, der dann mit aalglatter und freundlicher Stimme versichert, dass das alles nicht so gemeint war, der Herr Minister für diese Anrufe natürlich keine Zeit habe, das Anliegen aber selbstverständlich weitergeleitet werde. So kann es laufen und man ist einigermaßen frustriert.

Aber dann hört oder liest man nach einigen Tagen in den Nachrichten, dass aufgrund vieler Proteste diese Sache noch einmal auf den Tisch kommen wird, anstatt heimlich, still und leise in der Versenkung zu verschwinden. Und die Hoffnung hält der Resignation entgegen: „Siehst du, hat doch etwas genützt!"

Empören kann man sich aber nicht nur über die anderen, sondern auch über sich selbst. Hin und wieder sollte man sich einmal anschauen, was man alles aus reiner Hoffnungsarmut in seinem Leben nicht gewagt, welche Entscheidungen man immer wieder verschoben und welche Handlungen man hinausgezögert hat. Sodann würde es sich anbieten, mit der inneren Faust auf den Tisch zu hauen und sich über die Dürftigkeit dessen, was man sich da so zusammengelebt hat, in guter Weise aufzuregen und sich endlich in Bewegung zu setzen. Auch daraus kann neue Hoffnung entstehen.

Blickrichtung ändern

Ein Übel unserer Zeit liegt darin, dass wir viel zu einseitig auf die Wahrnehmung des Problematischen trainiert sind. Kritik und Fehleranalyse stehen hoch im Kurs. Mit diesem defizitorientierten Blick schauen wir auch häufig das Leben selbst an: Wo liefert es uns Gründe zum Misstrauen, wann sind wir zu kurz gekommen, was könnten wir ihm vorwerfen?

Wer mehr Hoffnung als bisher verspüren möchte, sollte versuchen, seine Blickrichtung zu verändern.

Konkret könnte er sich einmal viel Zeit dafür nehmen, seine Lebensgeschichte unter folgender Frage zu betrachten: Welche Gründe zur Hoffnung hat mir mein bisheriges Leben geliefert? Vielleicht gab es da eine schlimme Krankheit in frühen Jahren, von der ich wider Erwarten doch genesen bin. Oder war da nicht auch die Situation im Straßenverkehr, in der ich mit meinem kleinen Kinderfahrrad nicht vom Lkw überrollt wurde, sondern mit heiler Haut davonkam? Und wie war das doch mit diesem einen Lehrer, der viel Verständnis für mich gehabt und mir Mut gemacht hat? Und das erste Liebesglück, das die Einsamkeit durchbrochen hatte, kam das nicht völlig unverhofft?

Genauso kann man seine Lebensgegenwart ansehen: Ist heute wirklich alles nur deprimierend? Kein Grund zur Hoffnung, sollte er auch noch so klein sein? Und war gestern tatsächlich alles nur wieder grau in grau? Oder hat da vielleicht das ungute Selbstmitleid etwas zu sehr die Regie in meinem Gefühl übernommen?

Und in der Welt da draußen, gibt es dort nur die Katastrophen? Nein, es gibt ebenso viele Gründe zur Hoffnung. Anders als die unguten Nachrichten, die überall nachzulesen sind, müssen wir die guten allerdings suchen. Wie wäre es wohl, wenn es einen Nachrichtensender gäbe, der statt über die vielen Debakel über all das Gelungene auf der Welt berichten würde. In der Schweiz hat man vor längerer Zeit einmal ein ganzes Jahr lang nicht über Suizidfälle in der Presse berichtet. Der Erfolg war durchschlagend. Die Zahl der Selbstmorde ging um die Hälfte zurück!

Aber warum auf die Presse warten? Man kann sich ja auch selbst auf die Suche nach geglücktem Leben in seiner Umwelt machen und diese Geschichten sich selbst und andern eifrig erzählen: von den Rauchern, denen es gelungen ist, ihre Sucht aufzugeben, von den Bürgerinitiativen, die Erfolg gehabt haben, dem Bürgermeister, der sich für die echten Bürgeranliegen einsetzt, dem Mitmenschen, der sich im In- oder Ausland engagiert.

Zur Änderung der Blickrichtung gehört weiterhin das aufmerksame Hinschauen. Häufig neigen wir zu einer eher oberflächlichen, unachtsamen Wahrnehmung, die uns lediglich in dem, was wir zu wissen meinen, also in unserem Vorurteil, bestärkt. Erst wenn es uns gelingt, die Menschen unserer Umgebung und unsere Erlebnisse unvoreingenommen zu betrachten, können wir auch all das Positive, das Hoffnungsvolle sehen.

Ebenso blockieren wir uns oft durch schlechte Erfahrungen, die wir gemacht haben und die wir aus lauter Angst gerne in die Zukunft hochrechnen, die uns deshalb zu einem Ort des Unbehagens und der Gefahr wird. Aber auf diese Weise machen wir uns zu Hoffnungstötern. Woher wollen wir denn so genau wissen, dass unsere Erfahrungen auch für morgen gelten? Wenn wir ehrlich sind, können wir das erst am Ende unseres Lebens mit Sicherheit sagen, dann nämlich, wenn wir alle Erfahrungen, die wir machen konnten, tatsächlich gemacht haben. Bis dahin aber liegt jeder Tag als ein neues, unbeschriebenes Blatt vor uns, der uns auch eines anderen, Besseren belehren könnte. Wir dürfen eben nur nicht den Fehler machen, dieses Blatt mit unseren alten Erfahrungen vollzuschreiben. Dann passt nämlich nichts Neues mehr darauf.

In die Stille gehen
Hoffnung ist ein unbedingtes Phänomen, ein zum Menschen gehörendes Gefühl, dass nicht durch die äußeren Umstände bedingt wird und dass nicht verloren gehen kann. Hoffnung ist in der Tiefe unserer Seele vorrätig. Damit sie uns nahe kommen kann, ist es hilfreich, in die Stille zu gehen. Genau wie das Gefühl der Liebe kann auch sie, nachdem wir innerlich wirklich zur Ruhe gekommen sind, ganz leise aufsteigen und uns ausfüllen. Waren wir eben noch in Hektik und Pessimismus verfangen, so kann sich in der Stille und aus unserer inneren Mitte heraus ohne äußere Gründe und Einflüsse das Gefühl verändern. Wir können bemerken, dass es ruhiger in uns wird. Unsere Gedanken wollen dieses wohltuende Befinden stören. Wir schenken ihnen aber keine Aufmerksamkeit und bleiben in der Ruhe. Das Denken zieht sich zurück, wir entspannen uns wieder. Es wird, körperlich regelrecht spürbar, irgendwie leichter. Es gelingt uns, eine weitere Gedankenattacke abzuwehren, und dann wagen wir es endlich: Wir geben die Kontrolle auf und lassen uns einfach fallen. Innerer Frieden beginnt sich auszubreiten, eine eben noch nicht gespürte Zuversicht und Gelassenheit fängt an, uns zu durchströmen. Vieles, was vorhin noch so wichtig erschien, spielt keine Rolle mehr. Wir kommen immer weiter weg von unseren Sorgen und gelangen tiefer in unser Zentrum. Wir denken nicht mehr über Hoffnung nach, wir wünschen sie uns auch nicht mehr, wir erleben sie.

Wenn alles hoffnungslos aussieht?
Was aber, wenn es zu dunkel wird im Leben? Wenn wir alles uns nur Mögliche versucht, Hoffnung gehabt haben und enttäuscht worden sind, sich kein Weg mehr zeigt und wir selbst auch keinen mehr kennen? Dann kann die einzige Möglichkeit, die uns verbleibt, darin bestehen, die Vorstellungen, wie unser Leben auszusehen hätte, loszulassen und von den Plänen abzurücken, die wir eigentlich gehabt haben und die wir für unverzichtbar hielten. Gotthold Ephraim Lessing hat das einmal so ausgedrückt: „Ich bin zu stolz, mich unglücklich zu denken – knirsche eins mit den Zähnen – und lasse den Kahn gehen, wie Wind und Wetter wollen."

Anders formuliert: Zuweilen geht es einfach nicht anders, als sich dem Fluss des Lebens ganz zu überlassen und nicht mehr auf sich und seine Kraft, Aktivitäten und Möglichkeiten, sein Verstehen und Gerechtigkeitsempfinden zu setzen, sondern zu dem Stück Leben, das jetzt das Meine ist, so weit wie möglich Ja und nicht Nein zu sagen. Darin besteht manchmal der verbleibende Rest an Freiheit, den wir haben. Und dann gilt es zu warten, dass das Leben von sich aus mit neuen Sinnmöglichkeiten auf mich zukommen wird, die ich jetzt beim besten Willen noch nicht einmal ahnen kann. Nein, das ist keine passive, resignative Haltung, sondern hohe Schule der Lebenskunst, ein aktives „Darauf-zu-Warten", was das Leben mir bringen wird.

Dem Lebensgrund vertrauen
Eine solche Haltung setzt allerdings ein Grundvertrauen voraus. Nicht nur in den einen oder anderen Menschen, sondern ins Leben selbst. Damit ist das Vertrauen gemeint, dass das Leben selbst letztlich keinen chaotischen Boden hat, obwohl das oftmals so scheint. Die Rede ist von der Gewissheit, dass unter allem ein liebender Grund waltet, der mich meint, mein Wohl und nicht mein Wehe will. Vertrauen in den Lebensgrund müssen wir nicht erlangen. In der Tiefe unserer Seele ist es vorhanden, weil wir dort um diesen Grund und seine Vertrauenswürdigkeit fühlend wissen. Häufig ist dieses Gefühl aber verschüttet. Die Zugangswege zum Grundvertrauen sind denen zur Hoffnung sehr ähnlich. Ich möchte hier noch eine Imagination erzählen, die dies verdeutlicht und Mut zum Vertrauen machen kann.

Ich denke an eine Frau, Mitte Fünfzig, verheiratet, keine Kinder. Beide Eheleute waren berufstätig. Dann wurde der Mann arbeitslos. Von ihrem Gehalt allein konnten sie nicht leben. Auch ihre Arbeitsstelle war alles andere als sicher. Zunehmende Angst breitete sich in ihr aus, die sich bis hin zur Panik steigern konnte, in der sie sich und ihren Mann im freien Fall in den wirtschaftlichen Abgrund sausen sah.

Wir wanderten in der Imagination zur tragenden Hand. Schon kurz nach der Entspannungsübung konnte sie in die Bilder eintauchen. Sie fand sich auf einer kargen Wiese wieder. Nach einiger Zeit zeigte sich von oben her ein ganz zarter weißer Schleier, der sich als hauchdünnes Tuch entpuppte. Zunächst wunderte sie sich über dieses Phänomen, dann aber bemerkte sie, dass es sich über die ganze Wiese und auch sie selbst zu legen und sie zu ersticken begann (das Tuch hier ein Symbol für ihre Panik). Starke Angst erfasste sie, da sie nicht entkommen konnte.

Ich forderte sie auf, auf die tragende Hand zu warten, die alsbald erschien. Sie schob sich behutsam unter die Imaginierende. Und was dieser zuvor unmöglich war, gelang der Hand spielend. Als wenn dieses zähe erstickende Tuch nur aus Nebel bestünde, schob sie sich durch es hindurch und brachte sie fort von diesem Ort der Angst. Nach einiger Zeit setzte die Hand meine Gesprächspartnerin dann ganz behutsam wieder in einer nun grünen und lebensfreundlichen Landschaft ab. Sie konnte frei durchatmen.

Im Anschluss an die Imagination sprachen wir darüber, dass diese Hand nicht nur eine erbauliche Erfahrung in der Innenwelt sei, sondern ihre eigene Seele ihr einen Vertrauensgrund für das Leben schlechthin gezeigt habe. Diese Hand sei auch im Leben da draußen bei ihr. Sie nahm diese Deutung aufmerksam, aber mit viel Skepsis auf.

Beachtenswert ist nun der Fortgang der Ereignisse. Völlig unverhofft machte sie einige Zeit später eine Erbschaft, die ihre finanzielle Situation erheblich entlastete. Ihr Mann fand, obgleich deutlich über fünfzig Jahre alt, nach längerer Arbeitslosigkeit eine neue Stelle.

Genau wie zur Hoffnung muss man sich zum Vertrauen ins Leben letztlich entscheiden. Es ist ein Wagnis. Wer es eingeht, wird erleben, dass es sich auszahlt.

Fazit

Die geistig-spirituellen Kräfte haben für unsere Gesundheit und Genesung von psychischen und körperlichen Leiden hohe Relevanz. Anstatt sie zu ignorieren, wie es bislang in weiten Teilen der Psychotherapie und Medizin geschehen ist, oder sie in ungesunden Zerrformen zu idealisieren, wie es in manchen spirituellen und religiösen Zirkeln der Fall ist, sollten sie in guter Weise in die Heilungsbemühungen und die Persönlichkeitsarbeit integriert werden. Wie sinnvoll und gewinnbringend dies ist, hat die Forschung in einer Vielzahl von empirischen Untersuchungen gezeigt. Es ist höchste Zeit, sich von dem lange gepflegten Vorurteil zu verabschieden, dass die Phänomene der geistigen Dimension wie zum Beispiel Spiritualität und Glaube bestenfalls nebensächlich, schlimmstenfalls krankmachend seien. Das Gegenteil ist der Fall: Wohlverstandene Spiritualität und gesunder religiöser Glauben schaden der Gesundheit nicht, sondern sind einer ihrer integralen, unverzichtbaren Bestandteile. Nicht ihr Vorhandensein, sondern ihr Fehlen beziehungsweise ihre Diskriminierung können krank machen.

Zentrales Merkmal echter und gesunder Spiritualität/Religiosität ist die Liebe. Obwohl sie Grenzen setzen kann, unterdrückt und zwingt sie nicht, verbreitet keine Angst. Vielmehr macht sie frei, will, dass nicht nur das eigene Leben, sondern auch das der anderen gelingt, sie lässt eigene Wege gehen, kann um ihrer selbst willen auch verzichten – sogar auf ihr Recht. Spiritualität gipfelt in dem Glauben an einen transzendenten, uns liebenden und schützenden Lebensgrund, der uns auch durch den Tod hindurch tragen und bewahren wird.

Trotz allem aber bleiben Heilung und Gesundheit ein Geschenk. Wir können vieles für sie tun, herbeizwingen lassen sie sich nicht. Weder durch irgendeine Form der Psychotherapie noch durch die Medizin und eben auch nicht durch unseren Glauben oder unsere Spiritualität. Aber wenn man trotz aller Einschränkungen und Krankheit Ja zum Leben sagen kann, dann kann auch dies Gesundheit sein. Und um eine solche existenzielle Grundhaltung zu erlangen, leistet die Spiritualität ebenfalls einen bedeutsamen Beitrag.

Die Tragweite der geistigen Dimension beschränkt sich aber keineswegs nur auf die individuelle Ebene. Sie hat ebenso Relevanz für die Gesundheit und Lebensfähigkeit unserer Gesellschaft. Die – nationenübergreifende – Zeitkrankheit einer „geistigen Verwahrlosung" bedroht unser aller Leben und unsere natürlichen Lebensgrundlagen weit mehr als die meisten von uns es sich zurzeit noch eingestehen mögen. Der Grad „geistiger Verwahrlosung" – gerade auch bei den Repräsentanten der „Eliten" in unserer Gesellschaft – ist erschreckend. Besorgniserregend ist insbesondere die Abwendung vom inneren Wertegewissen. An die Stelle des echten Gewissens sind die Stimmen des hemmungslosen Egoismus und der Profitgier getreten. Wenn hier kein Umdenken und keine Neubesinnung einsetzen, wird es für viele Menschen im wahrsten Sinne des Wortes lebensgefährlich werden. Das ist keine Schwarzmalerei, sondern die nüchterne Bilanz unter anderem der Klimaforscher, die prognostizieren, dass das Zeitfenster zum Umdenken und veränderten Handeln nur noch sehr schmal ist.

Nie und nimmer werden wir viele der aktuellen gesellschaftlichen Probleme, wie zum Beispiel den Hunger, die Umweltzerstörung, die zunehmende (Kinder-) Armut, nur durch neue Technik und Aktionsprogramme in den Griff bekommen. Die Wurzel des Übels liegt in unserer Entfremdung von unserer geistigen Dimension, zu der zum Beispiel die Liebe, das Wertegewissen, das Urvertrauen, das Sinngefühl, der Transzendenzbezug gehören.

Weil aber all diese Kräfte unverlierbar zum Wesen eines jeden Menschen gehören, besteht trotz aller Probleme, mit denen wir es auf individueller und gesellschaftlicher Ebene zu tun haben, kein Grund zur Resignation. Nur: Wir müssen diese Kräfte in uns auch mobilisieren, in Anspruch nehmen und in die Tat umsetzen.

Anmerkungen

1 Hummer, R.A. et al. (1999). Religious Involvement and U. S. Adult Mortality. Demography, 36, 273–285. Quelle zitiert nach Bucher, S. 101 und S. 187

2 Strawbridge, W. J. et al. (1997). Frequent Attendance at Religious Services and Mortality Over 28 Years. American Journal of Public Health, 87, 957–961. Quelle zitiert nach Bucher, S. 101 und S. 204
   Koenig, H. et al. (1999). Religion, Spirituality and Medicine: A Rebuttal to Sceptics. International Psychiatry in Medicine, 29, 123–131. Quelle zitiert nach Bucher, S. 101 und 191

3 Sloan, R. P., Bagiella, E. & Powell, T. (2001). Without a Prayer. Methodological Problems, Ethical Challenges and Misrepresentations in the Study of Religion, Spirituality and Medicine. In: T. G. Plante & A. C. Sherman (Eds.), Faith and Health. Psychological Perspectives. New York & London: Guilford Press, 339–354. Quelle zitiert nach Bucher, S. 102 und S. 204

4 Strawbridge, W. J. et al. (2001). Religious Attendance Increases Survival by Improving and Maintaining Good Health Behaviours, Mental Health and Social Relationships. Annals of Behavioral Medicine, 23, 68–74. Quelle zitiert nach Bucher, S. 102 und S. 204/ 205

5 Studien zum Thema: Gesunder Lebensstil in religiösen Gemeinschaften und Lebensdauer: Dwyer, J. W., Clarke, L. L. & Miller, M. K. (1990). The Effect of Religious Concentration and Affiliation on Country Cancer Mortality Rates. Journal of Health and Social Behavior, 31, 185–202. Quelle zitiert nach Bucher, S. 101 und S. 179
   Ebenso: Berkel, J. & deWaard, F. (1983). Morality pattern and life expectancy of Seventh-Day Adventists in the Netherlands. International Journal of Epidemiology 12, 455–459. Quelle zitiert nach Bucher, S. 102 und S. 174
   Ebenso: Ogata, A., Ikeda, M. & Kuratsune, M. (1984). Mortality Among Japanese Zen Priests. Journal of Epidemiology and Community Health, 38, 161–168. Quelle zitiert nach Bucher, S. 102 und S. 198

6 Levin, J. S. (2001). God, Faith and Health. Exploring the Spirituality-Healing Connection. New York: John Wiley and Sons. Zitiert nach Bucher, S. 102 und S. 192
   Ebenso: Everson, S. A. et al. (1996). Hopelessness and Risk of Mortality and Incidence of Myocordial Infarction and Cancer. Psychosomatic Medicine, 58, 113–121. Quelle zitiert nach Bucher, S. 102 und S. 181
   Ebenso: Danner, D. D., Snowdon, D. A. & Friesen, W. V. (2001). Positive Emotions in Early Life and Longevity: Findings from the Nun Study. Journal of Personality and Social Psychology, 80, 804–813. Quelle zitiert nach Bucher, S. 102 und 178

7   Adair, M. N. et al. (1991). New Behavioral Strategies for Enhancing Immune Function. AIDS: Patient Care 5, 297–300. Quelle zitiert nach Bucher, S. 102 und S. 171

8   Woods, T. E. et al. (1998). Religiosity is Associated with Affective and Immune Status in Symptomatic HIV-Infected Gay Men. Journal of Psychosomatic Research, 46, 165–170. Quelle zitiert nach Bucher, S. 102 und S. 209

9   Koenig, H. G. & Cohen, H. J. (2002). The Link Between Religion and Health: Psychoneuroimmunology and the Faith Factor. Oxford: Oxford University Press. Quelle zitiert nach Bucher, S. 102 und S. 190
    Ebenso: Williams, R. B. (2002). Hostility, Neuroendocrine Changes and Health Outcomes. In: Koenig, H. G. & Cohen, H. J. (2002). The Link Between Religion and Health. Psychoneuroimmunology and The Faith Factor. New York: Oxford University Press, 160–173. Quelle zitiert nach Bucher, S. 102 und S. 208
    Ebenso: Brosschot, J. F. et al. (1998). Experimental Stress and Immunological Reactivity: A Closer Look at Perceived Uncontrollability. Psychosomatic Medicine 60, 359–361. Quelle zitiert nach Bucher, S. 102 und S. 175

10 Goldbourt, U., Yaari, S. & Medale, J. H. (1993). Factors Predictive of Long-Term Coronary Heart Disease Mortality Among 10.059 Male Israeli Civil Servants and Municipal Employees: A 23-Year Mortality Follow-Up in the Israeli Ischemic Heart Disease Study. Cardiology, 82, 100–121. Quelle zitiert nach Bucher, S. 103 und S. 183

11 Jacobson, E. (1939). Variation of Blood Pressure with Skeletal Muscle Tension and Relaxation. Annals of Internal Medicine, 12, 1194–1212. Quelle zitiert nach Bucher, S. 103 und S. 188

12 Seeman, T. E., Dubin, L. F. & Seeman, M. (2003). Religiosity/Spirituality and Health. A Critical Review of Evidence for Biological Pathways. American Psychologist, 58, 53–63. Quelle zitiert nach Bucher, S. 103 und S. 202

13 Larson, D. B. et al. (1989). The Impact of Religion on Men's Blood Pressure. Journal of Religion and Health, 28, 265–278. Zitiert nach Bucher, S. 103 und S. 192
    Dazu auch: Benson, H. (1997). Heilung durch Glauben. München: Heyne. Quelle zitiert nach Bucher, S. 103 und S. 173

14 Stefanek, M., McDonald, P. G. & Hess, S. A. (2004). Religion, Spirituality and Cancer: Current Status and Methodological Challenges. Psycho-Oncology, 14, 450–463. Quelle zitiert nach Bucher, S. 104 und S. 204

15 Oman, D. et al. (2002). Religious Attendance and Cause of Death over 31 Years. International Journal of Psychiatry in Medicine, 32, 69–89. Quelle zitiert nach Bucher, S. 104 und S. 198
    Koenig, H. G., McCullough, M. E. & Larson, D. B. (Eds) (2001). Handbook of Religion and Health. Oxford/New York: Oxford University Press. Quelle zitiert nach Bucher, S. 104 und S. 191

16 Simonton, O. C., Matthews, S. & Creighton, J. (1978). Getting Well Again. Los Angeles: J. P. Tarcher. Quelle zitiert nach Bucher, S. 104 und S. 203
    Sephton, S. E. et al. (2001). Spiritual Expression and Immune Status in Women with Metastatic Breast Cancer: An Exploratory Study. The Breast Journal, 7, 345–353. Zitiert nach Bucher, S. 104 und S. 203

17 Powell, L. H., Shahabi, L. B. & Thoresen, C. E. (2003). Religion and Spirituality. Linkages to Physical Health. American Psychologist, 58, 36–52. Quelle
zitiert nach Bucher, S. 104 und S. 200
18 Argyle, M. (1999): Causes and Correlates of Happiness. In: Kahneman, D. et
al. Well-Being. The Foundation of Hedonic Psychology. New York: Russel
Sage Foundation, 353–373. Zitiert nach Bucher, S. 117 und S. 172
19 Koenig, H. G., McCullough, M. E. & Larson, D. B. (Eds.) (2001). Handbook
of Religion and Health. Oxford/New York: Oxford University Press. Quelle
zitiert nach Bucher, S. 117 und S. 191
20 Beery, T. A. et al. (2002). Spirituality in Persons with Heart Failure. Journal of
Holistic Nursing. 20, 5–25. Quelle zitiert nach Bucher, S. 118 und S. 173
Brady, M. J. et al. (1999). A Case for Including Spirituality in Quality of Life
Measurement in Oncology. Psycho-Oncology 8, 417–428. Quelle zitiert nach
Bucher, S. 118 und S. 175
Fry, P. S. (2000). Religious Involvement, Spirituality and Personal Meaning
for Life: Existential Predictors of Psychosocial Wellbeing in Community-Resi-
ding and Institutional Care Elder. Aging and Mental Health, 4, 375–387. Quel-
le zitiert nach Bucher, S. 118 und S. 182. Studie bezieht sich auf Hochbetagte
21 Coward, D. D. (1991). Self-Transcendence and Emotional Well-Being in
Women with Advanced Breast Cancer. Oncology Nursing Forum, 18, 857–863.
Quelle zitiert nach Bucher, S. 118 und S. 178
Haase, J. E. et al. (1992). Simultaneous Concept Analysis of Spiritual Perspec-
tive, Hope, Acceptance and Self-Transcendence. IMAGE: Journal of Nursing
Scholarship, 24, 141–147. Quelle zitiert nach Bucher, S. 118 und S. 184
22 Untersuchungen zum Thema: Ehezufriedenheit und Spiritualität:
Roth, P. D. (1988). Spiritual Well-Being and Marital Adjustment. Journal of
Psychology and Theology, 16, 153–158. Quelle zitiert nach Bucher, S. 119 und
S. 201
Mahoney, A. et al. (1999). Marriage and the Spiritual Realm: The Role of Pro-
ximal and Distal Religious Constructs in Marital Functioning. Journal of Fami-
ly Psychology, 13, 321–338. Quelle zitiert nach Bucher, S. 119 und S. 193
Dollahite, D. C. (1998). Faith, Fathering and Spirituality. The Journal of Men's
Studies, 7, 3–15. Quelle zitiert nach Bucher, S. 119 und S. 179
23 Untersuchungen zum Thema: Arbeitszufriedenheit und Spiritualität:
Giacalone, R. A. & Jurkiewicz, C. L. (Eds.) (2003). The Handbook of Work-
place Spirituality and Organizational Performance. New York: M. E. Sharpe.
Quelle zitiert nach Bucher, S. 120 und S. 183
Mittroff , I. & Denton, E. (1999). A Spiritual Audit of Corporate America. A
Hard Look at Spirituality, Religion and Values in the Workplace. San Franci-
sco: Jossey-Bass. Quelle zitiert nach Bucher, S. 120 und S. 196
Csiernik, R. & Adams, D. W. (2002). Spirituality, Stress and Work. Employee
Assistance Quarterly, 18, 29–37. Quelle zitiert nach Bucher, S. 120 und S. 178
Trott, D. C. (1996). Spiritual-Well Being of Workers. Doctoral Dissertation,
University of Texas – Austin. Quelle zitiert nach Bucher, S. 120 und S. 206
Meyer, R. A. (2000). Spirituality Can Impact Creativity. Innovative Leader, 9
(1), 12–18. Quelle zitiert nach Bucher, S. 120 und S. 195

24 Fleming, R. (2001). Depression and Spirituality in Australian Aged Care Hou-
    se. Journal of Religious Gerontology, 13, 107–116. Quelle zitiert nach Bucher,
    S. 121 und S. 181
    Levin, J. S. (2002). Is Depressed Affect a Funktion of One's Relationship with
    God? Findings from a Study of Primary Care Patients. International Journal of
    Psychiatry in Medicine, 32, 379–393. Quelle zitiert nach Bucher, S. 121 und S.
    192
    Ellermann, C. R. & Reed, P. (2001). Selftranscendence and Depression in
    Middleage Adults. Western Journal of Nursing Research, 23, 698–713. Quelle
    zitiert nach Bucher, S. 121 und S. 180
    Koenig, H. G., McCullough, M. E. & Larson, D. B. (Eds.) (2001). Handbook
    of Religion and Health. Oxford/New York: Oxford University Press.
25 AADS (1989). Anonyme Alkoholiker (1989). Zwölf Schritte und zwölf Traditio-
    nen. O. O. Quelle zitiert nach Bucher, S. 171; vgl. hierzu auch Bucher, S. 164ff.
26 Vgl. zu den ersten beiden Abschnitten Michael Utsch: Ist Glaube nur psycho-
    logisch erklärbar? Psychologie im Wandel: Von der Religionskritik zur Glau-
    bensvertiefung; Vgl. ebenso: Anton Bucher: Psychologie der Spiritualität;
    besonders S. 160/161 und S. 13/14

Literaturverzeichnis

Dietrich Bonhoeffer: Widerstand und Ergebung – Briefe und Aufzeichnungen aus der Haft. Hrsg. von Eberhard Bethge, 2. Auflage, München 1977
Uwe Böschemeyer: Gottesleuchten. Begegnungen mit dem unbewussten Gott in unserer Seele. München 2007
Uwe Böschemeyer: Unsere Tiefe ist hell. Wertimagination – ein Schlüssel zur inneren Welt. München 2005
Charles Brenner: Grundzüge der Psychoanalyse. Frankfurt am Main 1983
Martin Buber: Der Weg des Menschen nach der chassidischen Lehre. 15. Auflage, Gütersloh 2006
Anton A. Bucher: Psychologie der Spiritualität: Handbuch. Weinheim, Basel 2007
Anton A. Bucher: Wurzeln und Flügel. Wie spirituelle Erziehung für das Leben stärkt. Düsseldorf 2007
Viktor E. Frankl: Der Wille zum Sinn. 3. erweiterte Auflage, Bern 1982
Viktor E. Frankl: Der leidende Mensch. Anthropologische Grundlagen der Psychotherapie. 2. erweiterte Auflage, Bern 1975, 1984
Viktor E. Frankl: Der unbewusste Gott. 2. Auflage, München 1977
Viktor E. Frankl: ... trotzdem Ja zum Leben sagen. Ein Psychologe erlebt das Konzentrationslager. München 1984
Viktor E. Frankl: Ärztliche Seelsorge. 12. erweiterte Auflage, Frankfurt am Main 1983
Heinz Henseler: Narzißtische Krisen. Zur Psychodynamik des Selbstmords. Reinbek 1974
Carl Gustav Jung: Traum und Traumdeutung. München 1990
Jochen Klepper: KYRIE. 16., unveränderte Auflage, Bielefeld und Frankfurt 1976
Hans Leyendecker: Die große Gier. Korruption, Kartelle, Lustreisen: Warum unsere Wirtschaft eine neue Moral braucht. 3. Auflage, Berlin 2007
Helen Palmer: Das Enneagramm – Sich selbst und andere verstehen lernen. München 1991
Stephan Peeck: Woher kommt die Kraft zur Veränderung? Neue Wege zur Persönlichkeitsentwicklung. Hamburg 2005
Alfons Reiter, Anton A. Bucher (Hrsg.): Psychologie und Spiritualität. Eschborn 2008
Michael Seitlinger (Hrsg.): Was heilt uns? Zwischen Spiritualität und Therapie. 2. Auflage, Freiburg 2007
Tiziano Terzani: Noch eine Runde auf dem Karussell. Vom Leben und Sterben. München 2007
Michael Utsch: Ist Glaube nur psychologisch erklärbar? Psychologie im Wandel: Von der Religionskritik zur Glaubensvertiefung. Internet: www.iguw.de (Institut für Glaube und Wissenschaft)
Jörg Zink: Die Urkraft des Heiligen. Christlicher Glaube im 21. Jahrhundert. Stuttgart 2003

Informationen zur Arbeit des Autors

Informationen über Gesprächs- und Imaginationsmöglichkeiten, Ausbildungs-
seminare und andere Veranstaltungen erhalten Sie über das

„Institut für Logotherapie und Existenzanalyse Hamburg-Bergedorf"
Leitung: Dr. Stephan Peeck
Am Baum 40
21029 Hamburg

Telefon 040/72 00 49 52
speeck@imail.de
www.logotherapie-peeck.de

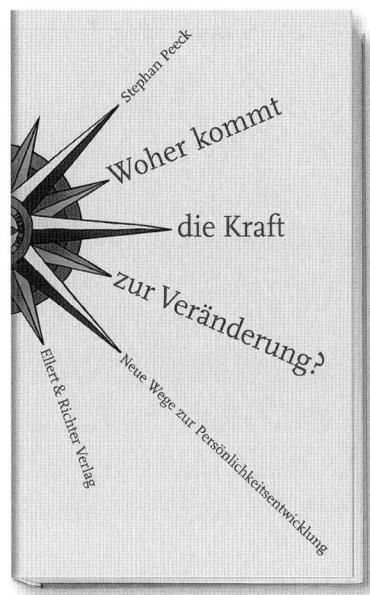

Stephan Peeck
Woher kommt die Kraft
zur Veränderung?
Neue Wege zur
Persönlichkeitsentwicklung
312 Seiten
ISBN 978-3-8319-0222-4

„Eigentlich wollte, sollte, müsste ich ..." – Ab morgen werde ich ...", und dann bleibt doch wieder alles beim Alten. Sich und ihr Leben verändern, das wollen viele Menschen. Doch woher bekommen wir die Kraft dazu, es auch wirklich zu tun?

Konkret und lebensnah entfaltet Stephan Peeck Methoden, mit denen sich die wichtigsten inneren Kraftquellen zur persönlichen Weiterentwicklung erschließen und typische Hindernisse auf diesem Weg überwinden lassen. Der erfahrene Therapeut schildert, wie es möglich ist, die eigene Charaktergrundstruktur zu erkennen und ihre positive Energie nutzen zu können. Er zeigt, wie sich aus Träumen und Wertimaginationen starke Lebensenergie schöpfen lässt, und leitet dazu an, verborgene Motivationskräfte neu zu entdecken.

Ein intensives, stimmiges Arbeitsbuch zur Selbsthilfe mit viel Text, das ernsthaftes Bemühen voraussetzt, dann aber auch zu guten Ergebnissen führt. Für interessierte Laien, denen die seichte Wellness nicht hilft. Ergänzend vielen Bibliotheken empfohlen.
ekz-Informationsdienst – Service für Bibliotheken, 2006

Ellert & Richter Verlag

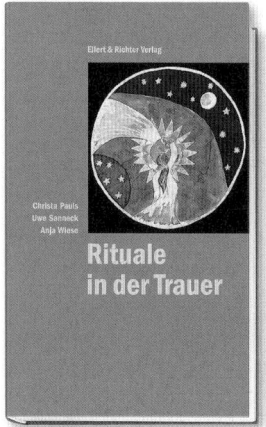 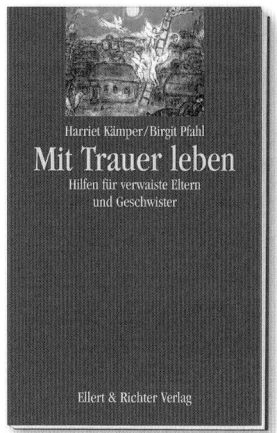

Christa Pauls, Uwe Sanneck,
Anja Wiese
Rituale in der Trauer

Harriet Kämper, Birgit Pfahl
**Mit Trauer leben. Hilfen für
verwaiste Eltern und Geschwister**

144 Seiten mit 42 Abb.
ISBN 978-3-8319-0110-4

184 Seiten
ISBN 978-3-8319-0331-3

Rituale sind als Begleiter in der Trauer
von unschätzbarem Wert. Die Autoren
stellen ihre Arbeit mit Trauernden in
einem von ihnen entwickelten ganz-
heitlichen Ansatz vor und geben Ein-
blick in die in ihrer Form einzigartige
Auseinandersetzung mit trauernden
Menschen. Trauernden und Personen,
die Trauernde begleiten, bietet das
Buch wertvolle Hilfe und vielfältige
Anregung.

Wenn ihr Kind stirbt, fühlen sich
Eltern hilflos und verloren. Verzweifelt
stehen sie am Anfang eines neuen
und unbekannten Weges. Sie können
sich kaum vorstellen, wie jemals wieder Kraft und Lebensmut zu ihnen
zurückkehren können.
In diesem Buch beschreiben Mütter
und Väter sowie trauernde Geschwister in beeindruckender Weise, wie sie
über Jahre – ganz allmählich – in ein
neues Leben hineingewachsen sind.
Trauernden Eltern mag dieses Buch
Halt und Orientierung in einer schweren Zeit sein.

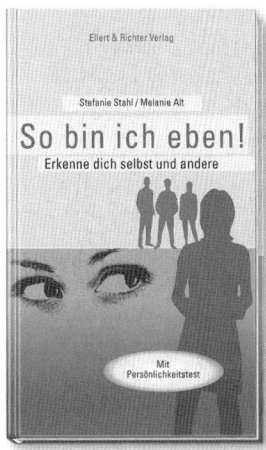
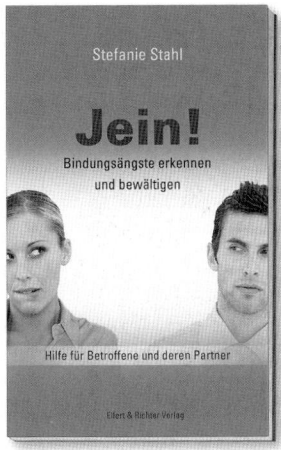

Stefanie Stahl, Melanie Alt

So bin ich eben!

Erkenne dich selbst und andere

272 Seiten

ISBN 978-3-8319-0200-2

Sich und andere zu verstehen ist so schwer und doch so einfach. Wer hätte sie nicht gern, eine „Gebrauchs-anweisung" für sich selbst und für seine Mitmenschen? Amüsant und fundiert stellen die Autorinnen die Typenlehre nach C. G. Jung und Myers/Briggs vor. Ein Buch mit vielen Aha-Erlebnissen: Plötzlich sieht man typisch mensch-liche Verhaltensweisen in einem ganz neuen Licht. Verbunden werden diese Einsichten mit konkreten Ratschlägen, wie man mit sich selbst und seinen Mitmenschen am besten zurecht-kommt.

Mit Persönlichkeitstest!

Stefanie Stahl

Jein!

Bindungsängste erkennen und bewältigen. Hilfe für Betroffene und deren Partner

272 Seiten

ISBN 978-3-8319-0290-3

Eine glückliche Beziehung wünschen sich fast alle Menschen – aber bei sehr vielen klappt es einfach nicht. Was läuft da schief? In lebendigen Fallbeispielen zeigt die Psychotherapeutin Stefanie Stahl die vielen Gesichter der Bindungsangst, die häufig hinter vielen Beziehungs-problemen steckt. Sie erläutert, warum Beziehungsangst eine echte Angst ist, erklärt mögliche Ursachen und zeigt auf, wie man diesen Zustand bewältigen kann. Ein Buch für Betroffene und ihre Partner.

Impressum

Bibliografische Information der Deutschen Bibliothek
Die Deutsche Bibliothek verzeichnet diese Publikation
in der Deutschen Nationalbibliografie;
detaillierte bibliografische Daten sind im Internet über
<http://dnb.ddb.de> abrufbar.

ISBN 978-3-8319-0330-6
© Ellert & Richter Verlag GmbH, Hamburg 2008

Text: Stephan Peeck, Hamburg
Lektorat: Beatrix Sommer, Hamburg
Titelabbildung: Bildagentur Huber, Garmisch-Partenkirchen
Gestaltung: Büro Brückner + Partner, Bremen
Gesamtherstellung: Offizin Andersen Nexö Leipzig GmbH,
Zwenkau